U0299591

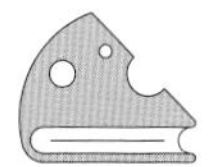

知是派｜回归常识 重新想象
ZHISHIPAI COMMON SENSE & IMAGINATION

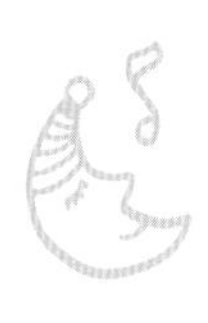
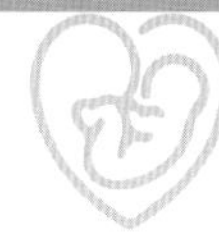
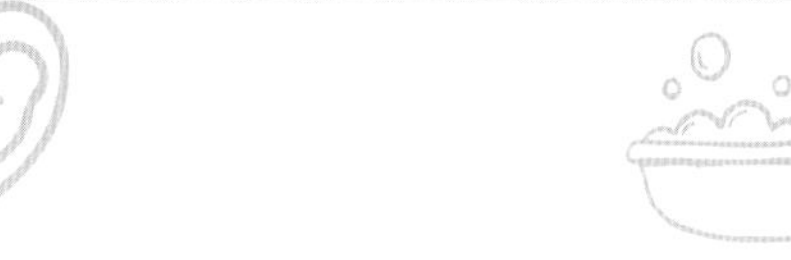
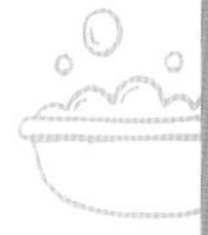
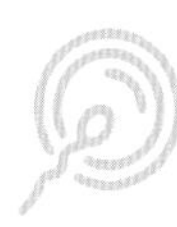

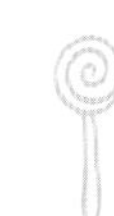
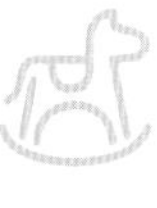
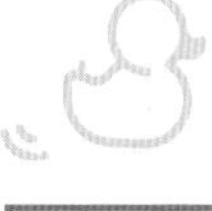
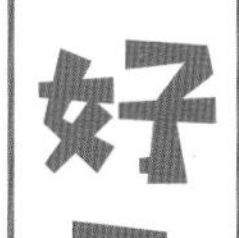

好孕

孕期呵护手账

六层楼 著

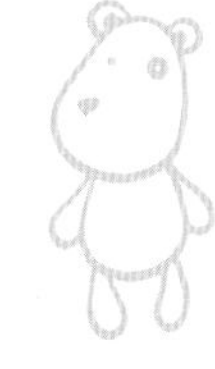
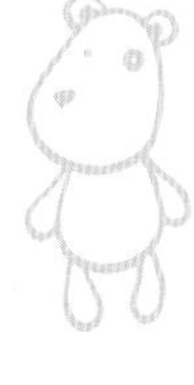

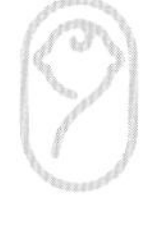
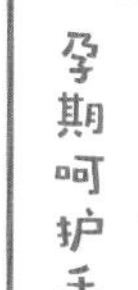
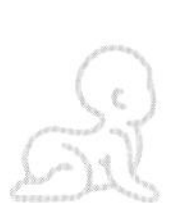
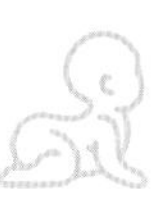
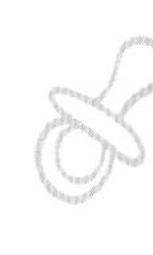
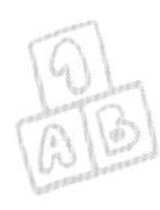

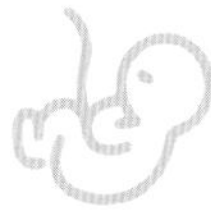
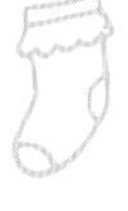
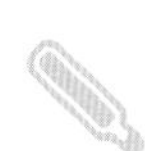
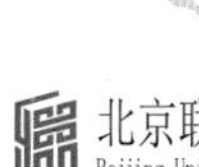
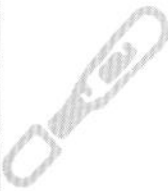
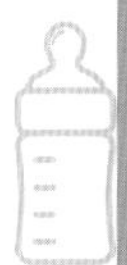
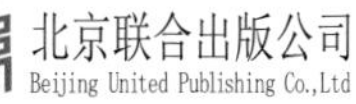

北京联合出版公司
Beijing United Publishing Co.,Ltd

图书在版编目（CIP）数据

好孕 / 六层楼著. -- 北京 ：北京联合出版公司，2022.10
ISBN 978-7-5596-4891-4

Ⅰ. ①好… Ⅱ. ①六… Ⅲ. ①妊娠期－妇幼保健－基本知识 Ⅳ. ①R715.3

中国版本图书馆CIP数据核字(2020)第265910号

好孕

作　　者：六层楼
选题策划：知　是
责任编辑：李艳芬
产品经理：齐文静
特约编辑：王经云
营销编辑：李瑶琳
封面设计：门乃婷工作室
版式设计：赵亦涵

北京联合出版公司出版
（北京市西城区德外大街83号楼9层　100088）
天津海顺印业包装有限公司　新华书店经销
字数187千字　787毫米×1092毫米　1/32　印张9.5
2022年10月第1版　2022年10月第1次印刷
ISBN 978-7-5596-4891-4
定价：88.00元

目录

怀孕，可以是一件幸福的事情

怀孕，

可以是一件幸福的事情

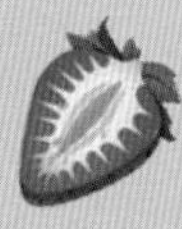

我刚进入临床的时候，大家都在进行科室轮转，每半年轮换一次妇科和产科。

在那个时候的我看来，妇科的那些手术，尤其是一些复杂的恶性肿瘤手术，才是真正讲究技巧和技术手法的，可以满足我满腔的好奇心和求知欲。于是我更加专注于妇科手术的学习，对于产科的了解只是停留在“不就是生个孩子嘛”的层面。

但是，在我遇到越来越多的产科病人后，当初的想法发生了巨大的变化。

如果说妇科病人给医生抛出了棘手的问题，需要彼此一起去解决，那么产科病人则是在跟医生分享了怀孕的好消息之后，又邀请我们和她一同经历孕期，在我们双方的共同努力下，一起见证幸福的结果。

从那个时候开始，我发现，怀孕可以是一件幸福的事情。

有人肯定会说：唉唉唉，老六，这只是你的感觉吧，我怎么感觉怀孕没那么幸福呢？整天浑身上下都不舒服，和老公诉苦，他也不理解，我又没啥经验。可以说从怀孕到现在，一点儿幸福感都没有啊！

各位准妈妈们别着急，容老六说句实话，对于大多数人来讲，怀孕确实不容易。

能怀上孕只是个开头，紧接着就有各种孕期问题在等着你。有准妈妈描述，怀孕的感觉就像是玩闯关类的游戏：当你刚闯过一关，正为进入下一关沾沾自喜的时候，新任务立马就给你一个下马威；好不容易焦头烂额地解决了一半，紧接着下一个任务又来敲门了。

其实，无论是打游戏还是怀孕生孩子，只要掌握了技巧，整个过程就会变得轻松。

老六把这么多年摸爬滚打的经验，凝聚在这本专业的孕期健康手账中，将临床上遇到的数以千计的孕产妇面临的各种问题和解决方案梳理归纳，精确到孕期的每一天。大家只要跟随老六的步伐，就能让怀孕变成一件真正幸福的事情。

在你翻开这本孕期手账之前，我先为大家分享几位我在临床上遇到的孕妇的故事，也许你可以从中学习到一些平时看不到、长辈不会提起、医生也不会告诉你的内容。

我们都喜欢看故事，如果能在别人的故事里看到自己、解决自己的问题，那就更好了。

你想选的建档医院，可能并不适合你

第一个故事的主角是与我有十年交情的老友和他太太。

刚认识这位朋友的时候，他还是一位频繁更换工作和造型的图形设计师。那个时候每次和他一起吃饭，他身边的女朋友都不一样，我们都觉得他大概是不会结婚了。没想到也就过了一年多，他冷不丁地给我打来了电话。

–六儿，有两件事儿找你商量一下！

–啥？借钱没戏啊，你六嫂现在管钱管得紧啊，你也知道北京这房价……

–没说这个！第一件事儿是我下个月六号结婚，你能不能来参加？

–什么？！你小子居然要结婚？等等，我看下工作安排啊……嗯，应该可以，那天我刚好下夜班。

–行，那就这么定了。

–另外一件事儿呢？

–哦，你们医院好建档吗？我媳妇儿怀孕了……

–啥？你小子这步子也迈得太大了吧？

–算了……一言难尽，你就说能不能建档吧？

–凡儿，咱们这么多年交情，我就不兜圈子了。虽然我在医院工作，我们医院也确实不错……

–行了，你直接说“但是”吧！

–但是！我的医院可能不是最适合你媳妇的医院。选择建档医院这事儿有技巧，真不是选择有熟人的医院就一定好，有时候反而是最差的。

–啊？你不是在糊弄我吧？

–不会，我每天接那么多孕妇，接谁不是接啊？可是……算了，这样吧，你俩啥时候有时间啊？我见面给你们讲讲好了，我正好也见见你夫人。真是太突然了！

–行，就今天吧！我俩都没事，等你下班，咱们在你们医院附近吃个饭。

–好，待会儿见。

放下电话，我的心情久久不能平复：一方面是因为他小子居然先上车后补票，看来我的孕产专业科普还不到位，好在他勇于承担责任没让人家姑娘受苦，不然看我不削他……另一方面我在反思：刚刚是不是拒绝得太决绝了？会不会让他感觉我是不想帮他呢？

这样选，提升孕期幸福指数

说实话，对于孕妇来讲，选择正确的建档医院很重要，因为它直接关系到整个孕期的幸福度。所以，必须要综合考虑多方面因素，才能做出最后的选择。

大多数人在这方面没有什么经验，只是凭借一些主观的想法来选，像上面的哥们儿，就觉得去个“有人儿”的医院可能是最好的；也有人觉得家附近的妇幼保健院就很好，距离近、患者少，而且是专门面向孕产妇的医院；还有人觉得必须要选择知名大医院，还要选专家名医，因为大医院科室多、设备全，外加医疗水平高，万一遇到什么妇产科之外的问题，也能有办法处理。此外，随着人们的收入水平越来越高，大家对怀孕和生育的体验要求也越来越高，很多人愿意花钱买个舒坦、安心，所以优质的私立医院也是一个不错的选择。

这么多可选的医院，到底应该怎么选呢？我就以我那位朋友为例，给大家讲解一下如何正确选择建档医院。

只有医生知道的选择标准

选择建档医院有三个步骤，具体如下。

第一步：考虑距离

不管是谁来问我怎么选建档医院，我都会建议对方首先要考虑距离的远近。

这是个最实际的问题，因为孕妇在整个孕期中去医院的次数保守估计也得有十几次，尤其是到了孕晚期，稍有风吹草动就要立马去医院，有时候一天去个三四趟是常有的事儿。如果孕妇本身有一些原发病或者孕期合并症的话，肯定去得更频繁。如果选择距离远的医院建档，每次都要长途跋涉，最受罪的只能是孕妇本人。

这就是为什么会有孕妇专门在医院附近租房子住的原因——产检方便。

在考虑距离这个因素的时候，有三点需要注意：

1. 这个距离包括两个：一个是从工作单位到建档医院的距离，另一个是从家到建档医院的距离。这样的规划，也是从考虑孕妇的实际情况提出的。首先是很多准妈妈在孕早期及中期仍然会上班，这时的产检多数是从工作单位直接去医院；而到了孕晚期，更多的时候是由家人陪同从家去医院，所以这两段距离都需要考虑到。

建议上班的准妈妈在怀孕初期就做好整个孕期的工作和居住规划。

2. 距离最好在 5 千米以内。也就是说，要保证在开车的情况下 20 分钟以内可以到达医院。虽然孕期大多数情况去医院都不是看急诊，但是一旦发生紧急情况，就要尽快到达医院，否则错过治疗时机，大人、孩子都可能有危险。如果条件允许的话，我建议准爸爸或其他家人提前开车熟悉一下到医院的路线，做到有备无患。

3. 出行方式的选择要考虑周全。如果家里有车，当然首选私家车；如果家里没有车，或者碰巧私家车被限行，通常要选择网约车或者公共交通工具。相对而言，在安全有保障的前提下，网约车空间私密，来去自如，是比较合适的；其次就是选乘公交或地铁了，这两种方式各有各的缺点，公交容易堵车，有时候行驶过程不太平稳，而地铁相对平稳，但是地铁站客流量大，上下楼梯多，不太方便——如果赶上早晚高峰，更糟糕了。

就说上面我提到的那位朋友吧。那次通完电话，他们来找我吃饭，光是路上花的时间就快一个小时了，还是在不堵车的情况下。如果每次产检都来我们医院的话，那得多麻烦啊。

仅仅因为这一点，选我们医院建档，就不合适了。

第二步：了解医院水平

如果你已经按照上面的要求完成了第一步，找到了距离合适的医院，接下来我们要考虑的就是医院水平的问题了，这关系到我们整个怀孕期间的医护质量和就诊体验。如果生活在大城市，可供选择的对象就比较多了，你在地图上画个圈儿，距你居住地 5 千米之内就会有一大堆医院供你选。但生活在三、四线城市，选择对象可能会相对少一点。

但不管医院数量是多还是少，我们可以选择的医院类型是大致相同的，通常有：三甲大型综合医院、三甲大型综合医院的国际部或特需部、三级综合医院、市 / 区级妇幼保健院、私立医院等。

这些医院都有各自的特点，其优势和劣势也各自不同，接下来老六就从医生的角度给大家分析一下它们的优缺点。

1. 三甲综合医院：医疗水平肯定没什么可挑剔的，而且只要是三甲综合医院，就肯定有妇产科。不同医院的妇产科水平差异主要在妇科方面，产科的差别不大，毕竟每个月都有不少人去生孩子，医生们的常规业务水平是没问题的。同时，综合医院的优势很明显，综合科室设置齐全，遇到妇产科以外的问题，都可以随时会诊，共同制订相应的解决方案。我们国家很多医院走的是“大专科、小综合”的路子，医院本身会有特别强的专科，比如骨科、神经内科、神经外科、内分泌科、消化科等，如果你本身合并有这些方面的问题的话，相应专科水平比较强的医院是不错的选择。

三甲综合医院的优点很明显，但缺点也很突出，那就是病人多、环境较乱、服务较差……反正能想到的就诊体验方面的问题，在这种综合大医院都会或多或少地存在。其实医院也想改变这些状况，可是每年有那么多人来看病，能维持常规诊疗服务不出问题就很不容易了，在就诊体验方面实在是没有什么太好的改进办法。而且有一点需要说明，很多医院都有几十年的历史了，电梯啊、便捷设施啊，都不完善，无论硬件设施还是医疗服务方面，都不够好。

比如我之前所在的医院，妇产科门诊在六楼（我的笔名六层楼就是这么来的），门诊有四部电梯，其中只有两部在这一层停靠，每部电梯限乘 10 人——不用算，就知道肯定不够用。

因此在选择建档医院的时候，要格外注意这些细节问题。

2. 三甲综合医院的国际部或特需部：这两个部门不是所有医院都有的，只有个别“巨无霸”级别的医院才有能力开展这方面的业务。有价格作为门槛，这里的环境确实会好一些，病人数量明显减少，诊疗服务方面自然会有显著提升。

3. 三级综合医院：一般是指市 / 区级的三级乙等综合医院，其中有不少是服务体制内的医院，比如电力医院、铁路医院等。从级别来看，这些医院的规模、医疗水平等方面都要比三甲医院差一个等级，虽然有些医院也在争取成为“三甲”的路上，但和三甲医院相比还是有差别的。这类医院的优点并不是很突出，但也没有明显的缺点，妇产科基本都有。以我在这类医院工作的师姐和同学的反馈来看，科室平时的工作不忙，业务水平也比三甲医院要差一些，遇到一些棘手的问题时，需要向上级医院转诊病人。

4. 妇幼保健院：你所在的城市和地区都会有，承担了大多数孕产妇及婴幼儿的医疗工作。这类医院的优点很明显，那就是专注于妇幼领域，病人不多也不杂，同时医院会有很多针对孕产妇的贴心设计。有些妇幼保健院的医疗水平不亚于三甲综合医院，甚至有的妇幼保健院直接发展为大型妇产医院了，比如北京妇产医院。当然，它的短板也很明显，对妇幼类以外的其他问题的解决能力相对较弱，有时候会发生请外援医生或让病人转诊的情况。

5. 私立医院：因为资本运作的缘故，评价私立医院的水平就变得很简单——费用较高，医疗水平和服务质量相应好一些。当然，私立医院也有自己的局限性，比如数量比较少，一个地区可能就那么几家；再比如医疗设备和床位数都很有限，有时候可能需要请外援医生或者让病人转诊。还有一点很重要，在私立医院就诊产生的很多费用是不能报销的，所以对于预算有限的家庭来说，高昂的消费额也是这类医院的缺点。还有一点，私立医院会有挑选患者的情况，如果发现有的病人的情况不能处理，可能会直接把病人推往其他医院。

上面是老六以自己实际经验分析的不同类型医院的特点，各位准妈妈们都看明白了，咱们就可以进入最后一步了。

第三步：审视个体情况

如果经过筛选之后，符合条件的医院有好几家，还是不知道如何选择，那该怎么办呢？

当时我给上面提到的那位朋友讲到这里的时候，他们两口子已经不耐烦了，觉得我是在忽悠他们……

– 六儿啊，别扯这些没用的，你告诉我到底怎么选就行了！

– 别着急，我这不是马上就说到了吗？我得让你们明白我是怎么帮你们选出来的。别到最后弄个“道理都懂，仍然过不好自己”……

– 行了，就别整这些玄乎词儿了，快说吧！

– 好！

性价比最高的“六氏”优化方案

下面就是手把手教你如何做出合适的选择了。

请按照以下情况对号入座：

1. 如果你是一般情况良好（血压、血糖、肝肾功能、甲状腺功能等均正常），没有基础疾病（心血管疾病、神经系统疾病、内分泌系统疾病等），没有传染性疾病（艾滋病、梅毒、乙肝等），也没有潜在遗传性疾病及遗传风险的准妈妈。

选择：妇幼保健院、三级综合医院、私立医院。

说明：通常这一类准妈妈孕期平顺，对建档医院的医疗水平要求不高，尽可能提升就诊体验就好，没必要往大医院里折腾。

2. 如果你是一般情况不算太好（偶尔会有一些感冒发烧、血压波动等情况发生，且孕期有可能加重），但是其他方面都没有什么问题的准妈妈。

选择：妇幼保健院、三甲 / 三级综合医院、私立医院。

说明：通常这一类准妈妈孕期基本平顺，偶尔会有一些小波动或小异常，这些医院也都能给你解决。

3. 如果你是一般情况不好，并且还有一种基础疾病的准妈妈。

选择：三甲综合医院、三甲综合医院的国际部或特需部、妇幼保健院。

说明：前两个选择不用多说了，基本上可以解决在孕期面临的绝大多数问题，如果你存在的基础疾病恰好是那家三甲医院的专科强项就更好了。为什么还列出妇幼保健院供选择呢？因为我们国家医疗行为当中有一种医疗方式叫“转诊”，就是每一家妇幼保健院都有一个对口的上级医院负责接收他们处理不了的患者。这类妇幼保健院比较适合没能在三甲医院建档，但是又有合并症的孕产妇。我不推荐私立医院的一个小因素，就是你这种身体状况有可能会被拒诊。

4. 如果是平时健康情况不好，还有几种合并症或其他风险的女性，一般我们就不建议怀孕了。但万一怀上了，还特别想要这个孩子，怎么选择医院?

选择：三甲综合医院、三甲综合医院的国际部或特需部。

说明：再强调一下，这种情况的女性，我们是不建议怀孕的。如果怀孕了最好选择综合全面的医院。

讲到这里，对于如何选择建档医院，我相信大家心里基本上应该已经有答案了。

但是，我还得再补充一点。

如果觉得自己所在地区医院的医疗水平都不理想，或者想去外地生孩子的话，除了要考虑交通的问题，还要考虑到需要走很多流程的事情，比如必须办转诊单、医保和生育险才可以报销。这种异地生育的情况我们也遇到过，如果折腾来折腾去最后没办成，要么自己承担所有医疗费用，要么再回到当地的医院……总之，孕妇的就诊体验的幸福度是会下降的，所以希望大家选择之前要先想清楚。

当我把这一套理论给我那位朋友讲清楚之后，他们脸上露出了欣慰的笑容。看来他们的心里已经有答案了，同时也明白了我为什么说我们医院不是最适合他们的医院。

虽然很多人觉得医院里“有熟人”是件好事儿，但有时候未必是这样，很多时候对于就医来说，规则和程序等因素的可靠性是大过人情世故的。

被产检 B 超气哭的孕妇

某天中午，我忙完上午门诊的工作去食堂吃饭，习惯性地往 B 超科看了一眼。正好是午饭时间，病人不多，眼神儿贼好的我发现长椅上坐着一位我上午接诊过的孕妇，就过去问问情况。

– 邱颖（化名），你的 B 超还没做完吗？我记得一大早就给你开了单子啊！这会儿医生都去吃饭了，你也去吃饭吧，别在这儿干等着了。

她没说话，抬起头看向我。

这时候我才发现，她的脸上挂着眼泪……这是什么情况啊？怎么来做个 B 超还哭了呢？

– 你这是怎么了？抱歉，我刚刚以为你是等着做 B 超呢！结果出来了吗，怎么样？

– 没有……我折腾一早上了，没做成。第一次做的时候，医生说尿没憋好，让我憋好了再来。我就去灌了一大瓶水，可是等我尿憋好了，前面又来了一个急诊……我实在忍不住了，就去厕所排掉了，然后重新憋。

– 的确是不容易，但是憋好尿医生才方便看清楚孩子的各方面发育情况，是不是？

– 可是，等我憋好尿了，孩子的位置又不太好，一直看不到孩子的脸，脊柱也看不清楚……哎呀……不知道咋了，今天这么不顺……（哭声）

– 你先别哭啊，确实也有孩子不配合的时候。没事儿，一会儿你多走动几次，没准儿孩子的位置就变过来了，实在不行明天还能来查呢！别着急，你先去吃饭，别饿着自己啊！

– 早知道这么难，我就不怀孕了……

– 没事儿啊，下午再查查看，明天也行。

– 可是我们家的车明天限号啊……

这句话彻底把我俩逗笑了。有时候产检这事儿确实挺无奈的，有些情况可能完全不在自己的掌控范围内。很多人都是来到医院之后才知道自己这次的检查项目，可是偏偏很多检查都需要提前做准备，这就意味着很多人都是白跑一趟，脾气好的，忍气吞声就走了；脾气不好的，可能当场就做出不理智的举动了。

所以，让每一位孕妇熟悉产检流程和注意事项是很有必要的。其实，妇产科里有专门的产检流程和注意事项告知书，但是行文风格和措辞很粗糙，一点都不贴心。为此，我专门整理了一份放在门诊，送给来产检的孕妇。当然，对于老六的读者，我也要“义不容辞”地把这份“六氏”产检流程和注意事项分享给大家。

“两道杠”一定是怀孕了吗

首先，当你认为自己可能怀孕时，不管是月经推迟，还是用验孕试纸查出了“两道杠”，都应该尽早到医院做可以证明怀孕的相关化验与检查，比如血、尿 hCG 或 B 超检查，目的就是确认自己怀孕的事实。

注意，一般查一次就行，不用反复查。只有拿到这些确定怀孕的证据后，才能带着夫妻双方的户口本或暂住证、夫妻双方的身份证以及生育服务证到当地的社区卫生服务中心办理《母子健康档案》(各地政策可能不同，以当地政策为准)。有了这个档案，才能选择合适的医院建档。

最全的孕期检查时刻表

接下来就让我们了解一下产检的相关事宜。

一般来讲，在停经后的前 28 周，孕妇应该每 4 周进行一次产检；28~37 周，应该每 2 周进行一次产检；到了 37 周以后，需要每周产检一次；40 周以后，每 2~3 天进行一次产检，如果有特殊情况甚至会一天去两次。粗略一算，整个孕期至少要做十几次产检……所以很多产科医生跟自己随诊的孕妇都成为了朋友。

每次产检的具体检查项目和注意事项都会有所不同，下面我给大家逐次讲一讲。

第一次产检：建档及全套检查

时间：停经 12 周左右。

须知：这次产检要进行多项化验、检查。

提醒：要空腹，最好随身带着糖（糖块、巧克力等）以及水杯。

内容：

1. 听胎心：停经 11 周以后，医生就可以通过仪器听到胎心的声音了。这声音很像快速奔跑的小火车，有不少孕妇第一次听到胎心音后，会激动地录下来发给家人。我们也可以把音频转成二维码贴在手账上，将来随时可以听到。

2. 化验检查：检查包括血尿常规、血型、生化（包括空腹血糖和肝肾功能）、乙肝五项，丙肝、梅毒、艾滋抗体三项，凝血功能、风疹病、甲状腺功能、白带常规等。至少要抽五六管血，每管 10~15ml。不用太担心，虽然看着挺多，但是一般不会引起贫血。

3. 预约 B 超：这是孕期第一次排畸 B 超。一般来讲，在第 11~14 周做 B 超测胎儿 NT 厚度，可以初步判断胎儿神经系统的发育水平。所以即使有的医院人比较多，你预约的检查时间比较靠后也没关系，只要在这个时间范围内都可以。

4. 宫颈筛查：重点检查是否有息肉等赘生物或肉眼可见的宫颈病变。如果孕妇在一年内没有检查过 TCT 和 HPV，应检查这两个项目。

5. 填写产检表：包括身高、孕前体重、既往病史、月经、婚育史等一般情况。务必要认真如实填写，如果有隐瞒的话，可能会干扰医生对孕妇整体情况的判断，导致在临床决策上出现偏差。

第二次产检：唐氏筛查

时间：停经 16 周左右。

须知：距离第一次产检已经 4 周，需要携带第一次的检查结果去医院进行第二次产检。当然，如果在此之前发现身体有异常情况，需要尽早就诊。

提醒：这次产检需要空腹。

内容：

1. 分析上一次产检的检查结果。

2. 听胎心：正常的胎心率为 110~160 次 / 分。

3. 测量宫高、腹围：自第二次产检开始，每次测量值都会记录在产检表的胎儿生长曲线表格内，可初步判断胎儿大小是否与孕周应发育标准相符。

4. 量血压、体重：可以帮助医生尽早发现妊娠期高血压等疾病，指导孕妇进行体重管理。说起体重管理这个事儿，大家别着急，我会在后面专门讲解。

5. 复查血、尿常规：血、尿常规在孕期需要每月复查一次，据此可以了解准妈妈身体的一般状况并尽早发现类似妊娠合并贫血、妊娠合并高血压等异常情况。

（以上五项检查在每次产检当中都会有，简称：老五项。）

6. 唐氏筛查（简称“唐筛”）：这是第二次产检的重中之重。通过空腹抽血化验，计算分析胎儿为 21- 三体、18- 三体和开放性脊柱裂这三种畸形的发生概率。假如结果有异常，需要再次去医院和医生进行沟通，考虑做无创 DNA 或羊水穿刺检查。

第三次产检：排畸 B 超

时间：停经 20 周左右。

须知：这次产检不需要空腹，但是需要憋尿。憋尿这件事儿要讲究技巧，一般是在检查前半小时到一小时的时间内开始憋尿，憋得早了或晚了都不行。

提醒：有可能会不成功，别灰心。

内容：

1. 常规检查跟第二次基本一致，老五项（见 P017）。

2. 大排畸 B 超：这项检查一般在停经第 18~24 周进行。对于这个检查，几乎每一位孕妇都会既期待又担心。B 超医生会对着孕妇的肚子看很久（15~20 分钟），目的是观察胎儿的颜面、四肢以及各个器官是否存在异常。

一般来说，通过 B 超可以发现以下几类畸形：

1. 神经系统畸形：无脑、脑积水、小头畸形、脊柱裂及脑脊膜膨出等；

2. 消化系统畸形：脐部肠膨出、内脏翻出、肠道闭锁及巨结肠等；

3. 泌尿系统畸形：肾积水、多囊肾、巨膀胱、尿道梗阻等；

4. 其他畸形：短肢畸形、连体畸形、部分先天性心脏病等。

以上情况，出现任何一种都需要请相关科室的医生来会诊。这个时候很多人会体会到“怀孕如闯关”的真正含义，有人通过这项检查才把悬着的心放了下来，也有人看到结果之后把心悬了起来。

第四次产检：糖耐量试验

时间：停经 24 周左右。

须知：如果你排到的产检号靠前，不妨空腹就诊，当天可以做喝糖水的检查；要是产检号靠后，建议吃完早饭再去医院，转天再空腹来做喝糖水的检查，不然空腹太久会存在低血糖的风险。

提醒：最好带个有刻度的水杯。另外，喝完糖水之后再查尿常规，可能会出现尿糖偏高的情况，这是正常的，不要担心。

内容：

1. 老五项（见 P017）。

2. 喝糖水（OGTT 试验，简称：糖筛、糖耐等）：这是本次产检的关键。喝糖水听起来很简单，可是想要顺利地做完，还需要一些小技巧：

检查的前三天要正常饮食，既不用节食，也不要暴饮暴食（尤其是不要吃太多主食和水果等），保证数据的真实性。

检查的前一天晚上 10 点后不建议再进食。

检查当天早晨先抽血检测空腹血糖，然后将医生开的 75g 葡萄糖粉溶于 300ml 水中，并在 5 分钟内喝完。从喝第一口糖水时开始计时，分别在第一小时以及第二小时到抽血室抽血测血糖。注意，这两个小时之间不能额外摄入任何糖分，还应尽量保持安静，避免走动。

第五次产检：测骨盆

时间：停经 28 周左右。

须知：无须空腹，上午或下午皆可。

内容：

1. 老五项（见 P017）。

2. 测骨盆：一般在停经 28~30 周检测，主要评估孕妇的骨盆条件是否适合阴道分娩。注意，直到这时医生才能初步判断生产时是否可以顺产。但这次只是初步判断，并不是最终决定，不要因为医生说不好顺产就灰心失望，可能后继还有很大的努力空间。

3. 复查阴道分泌物：看是否有真菌或细菌感染，必要时进行药物治疗。

第六次～第九次产检：小排畸 B 超和胎心监护

时间：停经 30~36 周，一共四次。

须知：从这次产检开始，就要每 2 周产检一次了。产检时无须空腹。

内容：

1. 老五项（见 P017）。

2. 小排畸 B 超：一般在停经 30 周左右进行，同时预约停经 37 周的 B 超。做 B 超的目的是评估胎儿发育情况及胎儿大小，因为胎儿大小是决定孕妇能否顺产的重要因素。

3. 从停经 36 周开始，之后每一次产检都要做胎心监护（NST 检查）。

第十次产检：产前评估

时间：停经 37 周左右。

须知：这个时候胎儿已经足月，可以安心等待宫缩自然发动了。这次产检一般需要挂专家号，主要是让专家评估胎儿大小以及孕妇的骨盆情况，根据各方面条件来确定是否可以阴道分娩。这次产检需要空腹。

内容：

1. 老五项（见 P017）。

2. 再次抽血化验生化全项、凝血功能。

3. 四步触诊，这一项操作是医生用来判断胎儿的大概位置（头位、臀围、横位、斜位等），同时也可以判断胎儿的入盆情况。

第十一次产检及之后

时间：停经 38~40 周。

须知：检查频率达到每周一次，无须空腹。孕妇这段时间的重点“工作”是在家好好数胎动次数，并密切关注身体变化。如果出现胎动异常、宫缩频繁、大于月经量的阴道出血或阴道流液等情况，需要及时到急诊就诊。

内容：

1. 老五项（见 P017）。

2. 其他：

停经 40 周时，需要进行 B 超复查，主要看羊水是否偏少。

如果停经满 40 周还没有临产，需要每 2~3 天去医院产检一次，做胎心监护，评估胎儿情况。

如果超过预产期 5~6 天还没有临产，不要着急，医院会打电话通知准妈妈入院，进行宫颈评估，然后选择合适的方法引产。

好了，除个别因人而异的特殊检查以外，所有关于产检的内容都已经列举在上面了。大家肯定会说：这么多，哪儿记得住啊！

不用担心，这些内容已经在手账当中记录清楚了，只要记得一天一天认真看看手账，就绝对不会错过重要的信息。

半夜来急诊的孕妇

半夜，值班室电话响了。

– 六医生，急诊来了一位孕妇，您过来看一下。

– 好的，护士长，我马上过来……她什么情况?

– 您过来自己看吧，我看着没事儿！但是她非说要见医生。

– 好，我这就过去。

我把写了一半的病程保存后，快步往急诊室走去。边走边想这是什么情况？难道是我上午接诊的病人找回来了？还是有什么特殊要求啊?

快到急诊室的时候，我大老远就看到一位孕妇坐在门口的长椅上，旁边还站着护士长。看到我来了，护士长冲我摆摆手，又指了一下那位孕妇，就走开了。

–您好，我是今天晚上的值班医生，您是哪里不舒服吗？

–医生你好，我今天吃螃蟹了！

–吃螃蟹怎么了？出现了什么问题吗？

–不是说吃螃蟹对孩子不好吗？我专门来急诊看看是不是有啥问题啊！

–啊？谁告诉你的呀？

–网上都这么说啊！我今天吃了老公买回来的大闸蟹，发了个朋友圈，然后好多人跟我说怀孕期间不能吃螃蟹，说什么“极寒”啥的，我就上网查了一下，把我吓得够呛，晚上也睡不着觉，就来看看啦！

–你是怎么吃的呢？

–就是清蒸啊！我老公做的，我看着挺好吃，就吃了俩。

–嗯，你老公呢？

–他没来，我自己来的，我就住在对面的小区。他说没事儿，嫌我事儿多，我就自己过来找你了。

–是，的确没啥问题，只要做熟了就可以吃，但是要适量，吃多了不好消化。行了，回去吧，把急诊的号退了吧，以后不要用网上的说法来吓唬自己了。

–医生，我还想问问，网上说，除了螃蟹，孕妇还有很多其他东西不能吃，是不是真的啊？

–大多数的可信度并不高。

–就是！我婆婆在家的时候，这也不让吃那也不让吃，我趁着婆婆不在吃个大闸蟹，还给吓坏了。您不忙的话，给我讲讲孕妇怎么吃的事儿吧！我这号就不退了。

– 行吧，我给你讲完再去退号。

……

其实这不是我第一次遇到这种情况了，经常有人被网络上的饮食禁忌吓得够呛。其实网上这些东西，翻来覆去说得都差不多，并没有什么科学依据。

我曾经统计了一下，这些所谓的危险食物涉及 16 大类共计几十余种：海鲜类、水果类、肉类、蔬菜类、菌类、主食类、调料类、零食类……我不打算把每一种都写出来，而是希望借由鉴别一种食物让大家懂得，要想判别这些食物禁忌的说法是否科学，重要的是要有对的思考方法和逻辑。

孕期饮食真的有禁忌吗

关于食物禁忌的由来，要从古代那些“科普”文章或书籍说起了。过去的医学研究，没有系统的方法或者理论基础，所以这些文章或书籍的内容中，很多都强调一个很容易被人接受的理论——“吃啥生啥论”。后来还有个姊妹理论叫“吃啥补啥论”，这里就不多说了。

按照上面的理论，古人认为就螃蟹那种横冲直撞的“做蟹态度”，被孕妇吃下后可能会教坏肚里的孩子——令子横生（摘自《妇人大全良方》，说吃螃蟹容易导致胎横位而难产），后来可能觉得这么说实在是太荒谬，就放弃了这种说法。古人还有其他禁忌，比如孕期不能吃鳖，吃的话孩子生出来脖子短；不能吃兔子，孩子会出现兔唇；不能吃狗肉，孩子出生后会无法说话……

随着人类社会的不断发展，某些理论越来越具有迷惑性。不知从什么时候开始，又兴起了阴阳五行的理论。孕妇不能吃螃蟹的理由越来越可怕：它极寒！尤其是螃蟹腿，吃了后真是可以让寒流入髓。谁要吃了螃蟹，还傻乎乎地吃了螃蟹腿，不仅“令子横生”，还有可能出现早产、流产的结果。更邪乎的是，还能导致孩子一生出来就会钩心斗角、尔虞我诈……幸亏古人们一直住在内陆，没见过什么其他海鲜，不然很难想象还会从一种海鲜身上，生发出什么别的离奇说法。

干脆我替他们编几个：孕期不能吃章鱼，令子无骨，还容易长八个指头；不能吃扇贝，令子胆小；不能吃派大星，令子粉红……哈哈，编不下去了！对不起，我笑场了。

仔细想想，还有很多流传多年的谎言一直被我们视为颠扑不破的真理。

孕期饮食法则一

其实，过去人们吃这些食物的确容易出现问题，但并不是因为上面这些荒谬的理论，而是因为当时的食品检疫水平比较低、烹饪方法不科学所导致。这些食物中经常带有寄生虫、病毒、微生物等有害的物质，比如说螃蟹就是肺吸虫囊蚴的第二中间宿主。除此之外，这类食物还会引起过敏，这在过去基本上是无药可治的，尤其是过去人们特别爱生吃食物，分分钟就可能被感染了。因此古人对此有所防备，也是好的，但不至于那么危言耸听。

我认为，孕期饮食的食材首先应当符合以下三点要求：

1. 正规途径购买。
2. 烹饪前清洗干净。
3. 食用前保证做熟。

遇到食物来源不明确或不正规，生食或食用没有充分加热的食物，自己就要多加注意了。个别地区的确存在生食食物的饮食习惯，比如吃醉虾、醉蟹，老六建议在怀孕期间尽量不要吃这类食物。

孕期饮食法则二

除此之外，还有一个食材搭配的问题，主要强调荤素搭配和营养均衡，可以在食物营养成分查询平台 https://fq.chinafcd.org，输入食物名称查询具体的能量等信息（这些信息主要来源于《中国食物成分表》），这种方法可以帮助大家合理地、数据化地控制饮食。

荤素搭配

蔬菜：每日摄入量 500g。品类可以依据个人喜好选择，以绿色蔬菜为主（菠菜、油菜、白菜、油麦菜等）。

肉类：每日摄入量 100g。以牛肉、羊肉、猪肉为主，如果食欲不佳，可以配合蛋类和豆制品来增加优质蛋白的摄入。素食的孕妇更需要依靠蛋类和豆制品来获取必要的优质蛋白，每天摄入量 200~300g。

油脂：每日摄入量 25~30g。要注意在炒菜或煲汤时严格控制油量，不宜太油腻。同时，我特别推荐使用植物油做饭，尽量减少饱和脂肪酸和反式脂肪酸的摄入。

盐：世界卫生组织和《健康中国行动（2019—2030 年）》建议健康成年人每天食盐的摄入量不应超过 5 克，孕妇应遵守同等标准。很多人口味比较重，但如果盐的摄入量超标，会增加妊娠期高血压的风险，所以孕期要控制盐的摄入量。相反，如果你的血压偏低的话，可以在医生的指导下适当吃得咸一些。

淀粉：每日摄入量 300~400g。淀粉是我们身体每天所需能量的主要来源，其代谢的糖分也是血糖的主要来源，所以淀粉的摄入量要控制在一个科学的范围内，如果本身偏胖的话，还要依据实际情况持续减量。

水：每日所需量根据体重来计算，每千克体重需要 40ml 的水分，比如体重 60kg，每天所需的水分就是 60×40=2400ml，除去食物中含有 800~1000ml 的水分外，还需要额外补充 1400~1600ml 水分。有时候医生也会根据孕妇的实际情况做出调整，比如有明显水肿、心衰的孕妇，会建议减少水的摄入量。

水果：无特殊要求，如果孕期各项指标正常，可以按照以往饮食习惯来吃；如果本身血糖数值存在异常，需要减量到原有的二分之一或者三分之一。

营养均衡

叶酸：目前有明确的数据证明跟胎儿神经系统发育有着直接关系的也就是叶酸了，需要在备孕期及孕期前三个月服用，每日所需量是 0.4~0.8mg。对于备孕期没有服用叶酸或者补充量不足的准妈妈，老六推荐每日补充 0.8mg，这样可以更快速地让身体摆脱叶酸缺乏的状态。但是超过 0.8mg，就涉及一个危险量的问题，我们不推荐。补充叶酸可选择的品牌主要有：爱乐维、斯利安等。

铁：在 28 周左右，随着孕妇体重的增长，血容量也增多了 0.5 倍，甚至一倍之多。但是当血容量增多时，铁蛋白浓度会随之下降，这时就需要我们靠饮食增加自己的造血能力以免出现贫血现象了。为了满足孕期基本的铁摄入量，每天要吃瘦肉 100g。如果这时已经出现了贫血现象，就要增加肉类的摄入量。如果孕妇的食欲不太好，那就要额外使用铁剂产品来补充了，比如铁元、速力菲等。

钙：从 16 周开始，是胎儿骨骼发育的关键阶段，需要摄入充足的钙质。从中国营养学会的数据来看，孕妇每天所需钙量应不少于 1000mg。从平常饮食中可以获取的钙量约 300mg，其余的钙需要额外补充，最好的方式是食用奶或酸奶等食物，也可以考虑钙剂补充的方式。钙片的选择有迪巧、盖尔奇等。

DHA：DHA 参与大脑神经系统的发育，但是，目前没有证据证明 DHA 跟将来孩子聪明不聪明有直接关系。但是，大多数准妈妈还是愿意主动补充一些 DHA。那老六当然也不会拦着大家。

《中国居民膳食营养素参考摄入量速查手册（2013 版）》建议，孕妇每天需摄入 DHA 和 EPA 共 250 mg，其中 DHA 至少 200 mg。补充DHA的方式有两种：一种是吃一些深海鱼类食物，比如东南沿海地区，可以通过饮食来补充 DHA。如果是内陆地区，可能不方便经常吃到海产品，可以从 28 周左右开始吃一些 DHA 补充剂。注意，提前吃了没有用，晚了又达不到效果，28 周左右正是合适的时间。

复合维生素：无特殊要求，一般来讲，孕期按照上面的饮食搭配来吃的话，不需要额外补充复合维生素。当然，如果按医嘱或者产品标注量吃了市面上的一些正规品牌的保健产品，一般也不会出现补充超量的情况。

是不是觉得上面的数据太多，记不住？

反正我给那位因吃螃蟹来看急诊的孕妇讲完之后，她已经蒙了，非要我给她写下来。

其实，这些孕期饮食知识都是我们应该了解的基本常识，也并不需要你死记硬背，实在记不住其中的一些事项，只要按照手账上的说明一步一步做就可以了！

体重还是需要适当控制的

办公室。

– 先不说其他孕妇，作为医生你知道孕期体重失控的后果吧？孕期体重失控会增加患妊娠期高血压、妊娠期糖尿病、水肿、静脉血栓的风险，对于孩子来讲也会有宫内发育受限或者发育成巨大儿的风险。

– 哎呀，我知道，教科书上都有写。

– 那你还……

– 这不是一个人吃两个人的量嘛！

– 你可别气我了，我光是在公众号上辟谣就辟七八次了。过去的人生活条件不好，总觉得怀孕时就要多吃点儿好东西，原来一天吃一个鸡蛋，现在一天要吃四五个。为什么呢？因为很多人认为怀孕以后要吃两个人的饭量，才能保证母子两个人的营养，其实这种想法是完全不对的。

– 可是家里的长辈总会要求吃这个吃那个的，而且我妈做饭特别好吃，她一来照顾我，我吃起来就没完没了了。

– 唉，体重还是需要适当控制的。

……

看看，这就是中午吃饭的时候，老六跟同事老陈聊的关于体重的事儿。因为我一直在关注这方面的问题，所以看到老陈的种种不当行为，真把我气得够呛。

虽然产后的体形恢复问题从严格意义上来讲并不在妇产科的范畴，但是太多人因孕期不在意，事后追悔莫及，所以我必须要讲讲体重失控的事儿。

先不说吃的那些是不是真的算替孩子吃了，就算是，一定是好事儿吗？产房里隔三岔五就会有个巨大儿诞生，看着挺肉乎的，但是吧，生的时候就费劲了，不是顺转剖，就是要侧切大口子……并不是说剖宫产和侧切不好……而是本可以不用受这些罪。

更何况吃进去的那些营养，其实大多数都长到妈妈自己身上了，还容易引起血脂高、血压高、血糖高……年纪轻轻就背上了本不该在这个年龄承担的三座高山，余生只能和药物相伴！

孕期管理体形，效果翻倍

大多数明星、模特产后体形恢复得好，不光是因为人家产后猛练身材，还因为人家从备孕期间就一直在控制体重。虽然我们不至于这样，但体重还是要控制的……

好了，我们来看一下孕期体重应该控制在什么范围才是正常的。

1. 孕早期（12 周之前）：孕妇的体重变化基本保持在 1~1.5kg。这个阶段可以适当补充叶酸和维生素 B_6，这些成分主要存在于蔬菜和水果当中，所以体重变化并不明显，而且这个阶段的孕吐比较剧烈，因此体重增加不会太多。

2. 孕中期（13~27 周）：这个阶段每周体重的增加量应该控制在 0.3~0.5kg。虽然这个阶段会突然发现食欲大增，而且总是会半夜醒来想吃东西——但是请三思啊！想想那些完美的身材……

3. 孕晚期（28~40 周）：是指 28 周到分娩之间的时间。这个阶段是胎儿发育的最大加速期，胎儿每周的体重增加量就有 200g 左右，所以准妈妈在这个阶段平均每周的体重增加量在 0.5kg 左右。

注意，这只是正常推荐数据，对于不同体质指数（BMI）的人来讲，还要进行具体分析。

第一步，计算出自己的BMI值。

体质指数（BMI）= 体重（kg）÷ 身高（m）^{2}

第二步，按照以下标准确定整个孕期的体重增加范围。

低体重孕妇（BMI<18.5），孕期体重可增加12.5~18.0kg；

正常体重孕妇（BMI18.5~24.9），孕期体重可增加11.5~16.0kg；

超重孕妇（BMI25~29.9），孕期体重可增加7.0~11.5kg；

肥胖孕妇（BMI > 30），孕期只允许增重5.0~9.0kg。

比如一个体重60kg，身高1.68m的备孕妈妈，BMI=60÷（1.68×1.68）=21.3，属于正常体重孕妇（BMI18.5~24.9），那么她在孕期可增加的体重就是11.5~16.0kg。

从上面的标准可以看出，BMI值越高，体重超标得越多，整个孕期的体重控制就变得越严格，甚至是魔鬼级别的苛刻。

六个字帮你控制体重

那么，控制体重的方法是什么呢？很简单：管住嘴、迈开腿。

管住嘴很好理解，就是少吃。按照上一章节里的那些推荐量减少二分之一或三分之一的食量就好。

迈开腿主要是指孕期运动，这一点我们来重点说一说。

运动项目

老六推荐散步、瑜伽、慢跑、游泳等，尤其是散步和瑜伽，最为合适，在整个孕期都可以进行。一是安全系数高；二是没有剧烈的跑跳；三是有氧运动相对来讲不至于造成缺氧等风险。

但要注意的是，虽然瑜伽的运动量不大，但有些动作对孕妇来说是有难度的，要有一定的安全防护措施。此外，在做瑜伽的过程中，孕妇可以有意识地去锻炼自己的盆底肌群，这对于分娩和产后恢复都有一定的意义。如果初次尝试，需要在专业指导下进行。

如果选择游泳，要考虑场馆环境和水体的安全，避免滑倒和水体污染等情况发生。我们鼓励孕妇在孕中期选择游泳这样的项目，因为它不但可以舒缓心情，还可以锻炼全身的肌群，增加肌肉的韧性、协调性，对于分娩时肌肉的发力有很大好处。

运动量

不同的阶段有不同的要求。

备孕期及孕早期：每天至少保证 1 小时的运动量，如果按照散步步数来计算的话，基本上是走 3000~5000 步。

孕中期：依据个人情况尽量运动 0.5~1 小时，但是也不要贪多，重在坚持。

孕晚期：依据个人情况保持每天半小时左右的运动量，以散步为主，尽量有家人陪同。

上面的建议是针对平时没有运动习惯的孕妇来说的。

如果平时就有健身的习惯，在孕期也可以继续健身，需要注意的是要避免剧烈的拉伸、跑跳或蹲起类项目，以免发生意外。在无氧训练（力量训练）方面不用刻意追求重量，以保持原有量或者适当减少为宜；有氧训练方面也是一样。

希望通过老六以上的讲解，可以引起准妈妈们对体重的重视，并且学会如何控制自己的体重。

如果没有学会的话，也不要紧。

我几乎每个月都会在手账里提醒大家！

我怎么感觉生活处处有危险

门诊。

– 好了，这次检查的结果基本没有问题，回去好好休息，下次产检按时来就行了。

– 六医生，我能不能住院啊？

– 住院？

– 我想住院，我不想回家，总感觉不放心……

– 这有啥不放心的啊，家里不比医院好啊？

– 不瞒您说，我觉得在医院里更加安全一些，我总感觉生活里处处有危险。

– 什么意思?

– 你看看最近这各种新闻，在家里有甲醛，就算没甲醛也可能吃错东西，去上班的路上有交通风险，而且我去上班总得化妆吧，用化妆品也可能有风险。在单位会不会有辐射呢?单位有那么多电脑和打印机呢!

– 等等，这些都还好啊，稍微注意一下是没有问题的。

– 可是也没人跟我说，或者提醒我两句啊。

– 哦，你是这个意思啊!

– 我本来想让您给我开请假条的，但是想想，在家里也不放心，还不如直接住在医院呢，有你们在身边我才能放心啊!

– 要都是这样的话，医院有再多床位也不够你们住的。

– 怀个孩子不容易，您看看，我现在已经 35 岁了，又是第一胎，也算是高龄初产妇了吧?

– 先不说这个，本周五下午两点，在医院的礼堂有一个孕妇学校，我去那边讲课，主要就是讲我们在生活中会遇到的种种问题和风险，您听一听心里就有底了。

– 还有这个课堂?

– 是啊，每个月都讲的，只不过知道的人不多。

– 那行了，我叫上身边的姐妹们一起来听听，我就不住院了。

– 行，快回去吧，周五来听课。

……

读到这里不知道你有什么感觉，估计也是感同身受吧?

很多人怀孕之后总觉得“生活处处有风险”，感觉生活中方方面面需要注意的事情很多，难免会有疏漏，总是担心某次疏漏会造成不良后果。毕竟大家都希望自己的孕产过程能一帆风顺，生下来的孩子健康聪明又漂亮。

其实，虽然孕期要注意的事项繁多，但经过我的梳理提炼，呈现在你们面前的是一份既简单又清晰的孕期手册了。

老六每个月都要给很多孕妇讲课，这里就再给大家讲一遍咱们生活中会遇到的种种问题。

居住环境有哪些隐患

先从我们的居住环境来说。

孕期的大多数时间是在家里度过的，所以首先要排除家里的隐患和风险。在居住环境方面，我们在意的主要是温度、湿度、辐射以及有害气体这几项。

温度

只要保持温度适中，身体感觉很舒适即可，通常夏天保持在26℃~27℃、冬天保持在23℃~25℃。无论是冬天使用空调、暖气，还是夏天使用空调、风扇等，这些方式都可以。

有些长辈持有“家用电器有害论”，不少人信以为真。

比如，在高温的夏天硬是不开空调，孕妇热得大汗淋漓。这种做法不但容易导致孕妇脱水，还会造成体内酸碱平衡失调，严重的酸碱失衡甚至会导致晕厥和休克。这样说大家可能不好理解，它其实跟中暑是一个原理。

还有的孕妇大冬天也不开暖气或空调，宁愿裹着被子挨冻，感冒发烧是常有的事儿，你说这是何必呢？相比较这样做导致的不利后果，开空调算多大点儿事啊！

这里需要提醒大家一点，很多人提到的“空调病”其实并不是一种疾病，而是指长时间使用空调之后出现的一系列呼吸道症状，比如鼻塞、喉咙干痒、咳嗽等。出现这些症状的原因在于空调的使用方法不当，比如长时间开着空调，导致室内的空气不流通、空气过于干燥、氧气含量降低等，所以在使用空调的时候，要适当地通风换气，保持空气的清洁，这样做也有助于预防感冒、提升免疫力。另外，空调在使用一段时间后，里面会聚集很多粉尘、寄生虫和细菌等，要注意定期对空调进行清洁。

湿度

室内空气的湿度虽然看不见摸不着，但是身体可以感受得到，而且空气湿度对于某些病原体的传播也有一定的影响。有研究发现，当空气湿度在 40%~70% 的时候，一部分病原体的传播力会下降。同时，在这个空气湿度范围内，人们的鼻子和咽喉都会觉得相对舒适，既不会太干也不会过于湿润。

那么，有哪些措施可以让我们感觉不那么干燥呢？最简单最实用的方式就是多喝水，也就是内源性补水。

而要保持适宜的生活环境湿度，可以考虑下面这些方法：

1. 拖地或洒水：这种方法是靠水分的蒸发来增加室内的湿度，但是水分来得快去得也快，而且现在很多家里都是木地板，不太适合洒水。

2. 多养绿色植物：这也是一种不错的方式，绿色植物相当于一个不断散发水分的天然加湿器。但是要注意准妈妈对植物过敏的问题。如果出现了全身性的过敏，而且越来越严重却找不到原因的话，就要怀疑室内的这些花花草草了，可以把盆栽搬到阳台或者室外，同时，在外出或者到亲戚朋友家做客的时候，也要避免和过敏源接触。

3. 空气加湿器：这个选择就很多了，购买时主要是从加湿范围、噪声大小及除菌功效等角度去对比选择，很多大品牌的空气加湿器都可以作为备选。

辐射

很多人都问过老六，家里的一些电器或者电子产品会不会产生辐射？坦率地讲，家里各种电器的辐射都不会对孕妇以及胎儿产生影响，不然怎么会让你买到家中使用呢？当然，这样讲似乎没有说服力，咱们还是来看看到底什么样的辐射才会对身体有害。

辐射分两种：一种是电离辐射，另一种是非电离辐射。

电离辐射可以改变分子结构及蛋白结构，也就是说可能会导致胎儿发育不良、畸形等问题，这种辐射可以理解为有害的辐射，是我们真正需要预防和远离的。一般在医院的 X 射线室、CT 室、PET-CT 室、放射性治疗室等区域可能会接触到，所以在这些地方都有厚厚的铅板作为防护。

而非电离辐射，其实就是指我们日常生活中接触到的信号和热量，而这些对身体来讲没有影响，比如微波炉、打印机、手机、Wi-Fi、电视、电热毯、风扇、吹风机等，这些设备所发出的只是非电离辐射，正常使用的话是没有问题的，至少在辐射方面它们没有问题。

至于很多人都会买的防辐射服，老六的看法是这样的：防辐射服最大的意义是表明你孕妇的身份，这样在地铁和公交上会有人给你让座。市面上的防辐射服是靠金属丝和布类面料混织在一起，来达到广告里宣传的功效的，但是我们已经知道真正的防护必须要靠那种厚重的密闭的金属板才能起到作用，光靠这件衣服是不太可能真正防住有害辐射的，而其他的那些非电离辐射，不管防不防都是无害的，又何必花钱去买什么防辐射服呢？

有害气体

新装修的房子不可避免地要考虑室内有害气体的问题，其中家喻户晓的有害气体就是甲醛了。除此之外，还有甲苯、二甲苯、苯乙烯等气体。

众所周知，房子里的甲醛主要来源于室内装潢材料和家具所使用的人造板材，不管是颗粒板、密度板还是复合板，它们都需要用到氨基树脂黏合剂（甲醛 + 尿素），我们可以简单地把它们理解为胶水。基本上所有的家装板材都靠这些胶水把分散的材料加工成完整板材，但是这些胶水会缓慢地释放出甲醛，并且温度越高释放得越多。有研究表明，一些板材在使用十年、二十年之后，还会不断释放甲醛等有害气体。

除了这些主要有害气体来源外，还有一些家用物品也含有甲醛，比如地毯、箱包、皮鞋、消毒剂、洁厕剂等。

那么甲醛对孩子有哪些影响呢？

最直接的影响就是会造成呼吸道疾病。在生理结构上，小儿气道相对狭窄，气道黏膜上皮纤嫩，黏膜下富含血管和结缔组织，免疫屏障功能较弱，这使得儿童对甲醛污染的敏感性远高于成人。而长期暴露于不良室内空气中，将诱发并加重哮喘。居室内甲醛含量越高，儿童哮喘发生的危险性也随之上升。

当室内甲醛浓度达到 0.06mg/m^3~0.07mg/m^3 时，儿童就会发生轻微气喘；达到 0.1mg/m^3 时，就会闻到异味，产生不适感；达到 0.5mg/m^3 时，可刺激眼睛，引起流泪；达到 0.6mg/m^3 时，可引起咽喉不适或疼痛；当浓度更高时，可引起恶心呕吐、咳嗽胸闷、气喘甚至肺水肿。

至于前几年传得沸沸扬扬的“得白血病的孩子，90% 家里都是新装修的”的新闻，已经得到辟谣了。事实上，目前还没有研究证明甲醛与白血病之间的必然关系。

下面再来说说甲醛对孕期女性的影响。

有研究表明，孕期长时间处于甲醛浓度高的环境，可能会引起胚胎的自然流产；同时，会增加生育低体重儿的发生率。妊娠前 3 个月内处于这样的环境，风险最高，可影响整个孕期的胚胎发育。

关于哺乳的问题，美国疾控中心的看法是，大多数环境下的甲醛和苯，很大程度上不会进入母乳。所以，与其担心通过母乳喂养导致宝宝遭受甲醛危害，更该担心自己和宝宝直接呼吸到有害气体。

强调一下，甲醛是一级致癌物，我们在任何时候都不能掉以轻心。

那么，该如何减少甲醛对我们的伤害呢？

如果你的新房还没有装修，恭喜你，可以从源头去控制甲醛的伤害了。你应该尽可能地选择 E1 或 E0 等级（这是公认的甲醛释放限量等级的环保标准）的板材和家具，同时对于一些暴露在外面的板材，也建议用专用的木材漆对其表面进行封闭，减少甲醛的释放量。

如果已经装修完了，怎样才能尽可能地减少甲醛的伤害呢？哪些做法是对的，哪些做法是无效的？

1. 用菠萝皮、柚子皮、茶叶包、咖啡渣等去除甲醛的方法，统统没用。

这些东西没有什么吸附能力，只是味道比较明显，盖过了甲醛等气体的气味，用它们去甲醛，基本属于自欺欺人。

2. 依靠绿色植物去除甲醛也不太可靠。

因为这些绿植能勉强在这样的环境里坚强地活下来，不代表它们就能吸收多少甲醛，它们其实活得也很艰难，大楼里摆上上万盆绿植只是给你心理安慰，假装它们在吸甲醛……当然，你要是在家里搞出了一片森林，那就另说了。

3. 用于吸附甲醛的活性炭等也收效甚微。

其主要原因就是效率低，而且成本高，因为活性炭是有饱和度的，吸一段时间就得换，不然就是摆设了。所以，对于刚刚装修完或者甲醛明显超标的房子，用活性炭等吸附材料去除有害气体的意义不大。如果搭配空气净化器的话，效果就会好很多，但是更换滤芯的成本也比较高，如果家庭条件不错的话，可以作为一种选择。

4. 最后，真正管用的就是通风换气！

注意，我说的通风换气可不只是打开窗户那么简单。前面讲了，甲醛的释放受温度影响，温度越高释放得越快越多。所以你不妨在夏天甲醛疯狂释放的时候，趁其不备拿出一个 12 寸的那种用在工地上的落地抽风机（市场价 200~400 元，当然，你家房子大的话，可以买更大尺寸的）放在屋里，接上管道伸到窗外，每天抽上十几个小时，连续抽上十天半个月……算上电费，基本上 500 元以内可以搞定，不开玩笑，事实证明效果很好。

出行需要注意什么

接下来讲讲出行方面的问题。

从我观察我太太的情况来看，她一般是在有出门计划的时候才会在脸上涂涂抹抹……抱歉，我实在不知道她用的那些产品都是什么品牌，但是我确实认真研究过一阵子，到底为什么要在脸上涂抹那么多东西？

这个问题太直男了，咱们跳过。

直接讨论一下孕期可以用的护肤产品和化妆品的问题，毕竟它们是每天出门前都要接触的东西。

护肤品和化妆品的选择

孕妇可以用防晒霜吗？

首先，我们需要明确的是，孕期的确需要做好防晒工作。这是多少产后的妈妈追悔莫及的一件事情，很多人直到脸上出现黄褐斑才意识到应该防晒，但已经晚了。

对于防晒方式，我们的选择有这么几种：

物理防晒：这个很简单了，就是准备好帽子、袖套、遮阳伞、防晒衣等。不用非得买明星同款，用最普通的产品也比直接被暴晒要好。

化学防晒：说的是用防晒类产品。其实如果选择正规产品，在孕期是完全可以正常使用的，因为它们的主要成分就是氧化锌或是二氧化钛，这些成分的皮肤吸收性很差，而且它们对于皮肤还有一定的保护作用，有隔离的效果。

孕妇可以使用护肤品吗?

首先，要给出明确的答案，孕妇可以使用护肤品。

但是，我们需要注意的事情有三点：

1. 必须要用正规厂家生产的产品才可以，如果是不良小厂生产的，有可能含有激素（主要是糖皮质激素等）、重金属、抗生素等。

2. 选择保湿类的护肤品。比如由凡士林、羊脂、羊脂膏、维生素 C、维生素等成分制成的护肤品，基本都没有问题，完全可以正常使用。

3. 避免使用涉及美白、抗皱类功效的产品。如果你现在使用的产品当中有这些功效的话，建议及时停用。因为护肤品要想实现这些功效，就需要添加一些额外的成分，比如维 A 酸，这是一种会导致胎儿畸形的成分，在孕期是不推荐使用的。因此老六更加倾向于推荐大家使用专注于保湿功效并且成分简单的产品。

孕妇可以涂口红、美甲、染发和烫发吗?

首先，老六完全可以理解准妈妈们的需求。爱美之心人皆有之，尤其是现在的女明星们所呈现出来的“孕期也可以很美”的形象，让很多孕妇也希望自己在孕期仍然保持良好的个人形象，外加有些孕妇化妆是工作需要……总之，咱们需要认真探讨一下。

口红、唇膏：这类产品里含有铅的事情大家都了解，对于剂量来讲，老六更相信正规大品牌的产品，因为它们都是需要经过严格的检验的。之前食品药品监督管理局（Food and Drug Administration，FDA）也对口红、唇膏做了调研，结果证明常规使用（只要不是直接吃或吞服）的话，是不会存在铅影响健康的情况的，相比马路尾气中的铅来讲，这些都算是安全的了。当然，也有一些厂家生产了无铅的产品，那更会是不错的选择。

美甲：美甲的危害，其实主要考虑的就是指甲油当中的有机气体是否产生危害，而它其中的邻苯二甲酸的确是一种有害气体，主要影响胎儿的生长和发育，尤其是对男孩儿生殖系统方面会产生影响，这个估计很多人都听说过。当然，还有很多研究在进行中，普遍认为如果不是必须要美甲，尽量不要做。虽然我们看到女明星孕期也美甲，但不代表没有风险。

烫发、染发：需要优先说明的是，目前还没有太多数据证明孕期偶尔染发或者烫发会对胎儿有啥影响。是的，这方面研究比较少，但是对于烫发、染发的产品成分倒是值得说一说。这些产品一般会含有一些有机成分，其中的苯二氨、乙醇胺等是有可能增加胎儿畸形的发生率的。另外，还有一部分人存在对这类产品过敏的情况。因此，老六是不太推荐大家使用的。

以上这些产品经常会标榜“纯天然”“无添加”……其实都

是噱头。多说两句，纯天然不代表无害，有一些天然的成分照样有害；至于无添加的说法，怎么说呢，要是什么也不添加，那些功效是怎么实现的？

总之，希望各位爱美的准妈妈们心里有个数就好。

咱们接着往下讲，此时我们已经梳妆打扮结束，终于可以出门了。

问题又来了，孕期出门有哪些注意事项呢？

简单来说，只要自身情况允许，整个孕期都可以出行。具体来说，如果你没有阴道出血、下腹坠痛，或者头晕、眼花、恶心、呕吐、乏力等情况，也没有低血压、低血糖等情况，出行是完全可以的。

交通工具的选择

在交通工具的选择方面也有不少问题，需要大家注意。

咱们先来聊聊开车的问题。一般来讲孕期开车这件事情我们并不是特别推荐，但也不是明确禁止的。只要车辆检查合格，按照要求佩戴安全带，在行驶过程中注意安全，遵守交通法规，这些都做到了就没有问题。只不过需要提醒一下，孕期可能出现类似胎动频繁、漏尿、假性宫缩等情况，会让孕妇在驾驶期间无法集中注意力，而如果出现胎膜早破、胎儿宫内窘迫等紧急情况，在复杂的交通路况当中就会很危险了。

所以一般建议由家人来驾驶车辆，孕妇坐在副驾驶位置，相对安全一些；如果出现明显身体不适，还可以到后排平躺休息，如果休息后情况没有缓解，并且有加重倾向，就要去医院。额外说一句，在佩戴安全带之后，尽量不要让横着的那根带子勒在肚子上，否则出现突发事件或紧急刹车，会因为勒得过紧而造成子宫受力不均，直接影响就是导致胎膜早破、早产等后果。

如果乘坐长途汽车，长时间在汽车内狭小的空间里保持坐姿，有可能会出现双下肢水肿，进而有可能增加腿部肌肉间静脉血栓的风险，一般建议 1~2 个小时要下车活动 10~15 分钟。同时，长时间在车厢这种密闭空间里，也要注意通风换气，避免缺氧。

国家没有明确的规定说不允许孕妇坐火车，但我建议即便要坐也在孕中期（13~28 周）的稳定状态下再乘坐。毕竟火车上缺少医疗人员和设备，也不能随意停靠，如果身体出现紧急情况，以火车上的环境和条件，很难得到妥善的处理。老六曾经在火车上遇到过好多次类似的情况，所以在孕早期和孕晚期都不建议你乘坐火车出远门。

在乘坐飞机方面，规定在 32 周之前，只需要简单的查体，提供准确孕周就可以上飞机了；在 32~36 周这段时间，需要市级医院或者建档医院提供安全健康证明，才能上飞机。但是目前实际情况是医院不会开证明，机场查得也不严格，毕竟机场安检人员并不是老六，一眼就能看出你的孕周，也有你说是 20 多周或 30 周左右，他就让你上飞机了这样的情况。但是你要知道这是存在一定风险的。

超过 36 周之后，原则上是不允许乘坐飞机的。如果在空中出现临产等任何紧急情况，都没有足够的医疗设备或资源来进行解决。我们虽然也看到报道说在飞机上生下孩子的例子，甚至说孩子身体状况很好，但是老六不希望这些事情发生在你们身上。

最后再强调一句，如果你打算出远门的话，最好将自己的所有产检资料随身携带，虽然我相信你们在看完老六上面的讲解之后，是不应该出现什么问题的，但是万一需要别人帮助的时候，如果有自己完整的产检资料的话，会更快获得相应的治疗和帮助。

本来只是想讲讲孕妇怎么出门去上班的事儿，结果就把所有出行方式都讲了……真是一聊起来就没完啊！

好了，关于出行就讲到这里。咱们说回工作的问题。

工作还是休息，身体最有发言权

很多人问我，孕期能不能工作，或者孕期能工作到什么时候？

在老六的生活和工作当中有不少案例，包括在临床上认识的好多孕产妇，大家都有不同的选择。比如说我同事从确认怀孕之后就回家了，整个孕期都不来上班；也有另外一位同事，直到最后分娩前一天还在上班。关于孕期是否要工作，大的原则是要依据个人情况来判断，当感觉身体确实吃不消，工作状态也不好时，那就要让医生开请假条跟领导请假了。

如果你选择在孕期工作的话，老六也会给出一些提醒。

避免久坐：大多数人的工作需要长时间坐着，老六建议你每隔一个小时，就要站起来活动 5~10 分钟，最好是上个厕所、喝杯水什么的。长期久坐，一方面会导致阴道炎症、外阴炎症和尿路感染的发生概率增加；另一方面会导致双下肢的水肿，患静脉血栓的风险也会提升。因为长期久坐时，腿部血流变慢，回流减少，血液大多堆积在双腿肌肉间的小血管里，很容易产生血栓——这跟乘坐长途汽车导致的身体问题是一个道理，所以在工作间隙适当活动活动还是很有必要的。

通风换气：在上文的空气质量对孕妇的影响内容中，我讲到过家居生活中换气的重要性，其实在办公室里通风换气也很重要。除此之外，还需要强调一下打印机的问题，一是它可能会产生臭氧，如果长时间处于臭氧增多的环境，会导致一些神经症状；第二个就是连续打印时，会有一些粉尘飞入空气当中。如果过多地吸入这些粉尘，也会对身体产生影响。所以，在使用打印机时，要避免连续打印，而且要将打印机摆放在通风比较好的位置。自己也要尽量远离打印机，必要时可以戴口罩，做好自我防护。

调节心情：很多人可能受到工作的影响而导致情绪低落。在这方面其实老六还是要强调一下，工作这件事要是干得高兴，那就接着干；干得不高兴，也不是说必须得干下去。当然，考虑到收入和家庭条件等问题，要干脆地辞职，确实不像老六说得这么轻松。但是至少你要知道，你其实是可以做选择的。

当然你也可以通过跟同事沟通、听音乐等方式来调节自己的情绪。总之，短时间的情绪波动对孩子没啥影响，但是长时间的情绪问题会影响到你的食欲、消化、营养吸收等，进而会影响到胎儿发育。

到这里我们生活中可能会遇到的问题和注意事项基本上都涉

及了，估计一口气读下来别说缓解焦虑了，没准儿还增加了担忧呢！不过没有关系，这些知识老六还会分阶段一点一点在手账里提醒大家的！

各位准妈妈们既不会错过，也不需要担心！

有我在，一切放心！

为什么我是高危产妇

病房办公室。

–六医生，我现在就需要住院了吗？

–是的，您现在的情况确实应该立刻住院，然后进行降压治疗，不然任由血压升上去的话，可能会导致子痫前期，我在孕妇学校讲课的时候，给您讲过血压高的危害吧？

–可是我之前的血压都不高啊，而且也没有任何症状，我估计呀，就是今天来医院的路上走得太着急了，所以血压才高的。

–走路后血压的确会有波动，但是护士已经让您休息半天了，安静状态下又重新测量了一次，您看看现在血压是多少呢？

–150/110mmHg。

–那您说这个血压高不高？

– 高。上一次您讲了，新的指南说超过 130/80mmHg 就是高血压了。

– 您这不是也知道嘛！其实，住院是让您的风险尽可能降低，您现在的血压已经很高了，而且还在持续上升，属于高危产妇。如果不住院治疗，等有了症状再往医院跑，时间可能就来不及了。今天晚上我值班，我少收一个病人，晚上还能少担心一点儿，之所以劝您住院，都是为了您的安全考虑，希望您能明白。

– 是是是，医生我能明白，但是我之前血压都挺正常的，就是最近才高起来的，而且我本来计划等会要去接我们家老大放学回家呢。

– 让孩子的爸爸去接吧，顺便让家里人把您的洗漱用品和换洗的衣服拿过来，您现在的情况确实不适合出院了，必须要把检查做齐了，确认没有问题了才行。

– 能不能给我开点儿药让我回家吃啊？我肯定按时按量地吃。

– 好啦，别讨价还价了，去护士站找护士给您安排床位吧！

– 唉……我怎么就成了高危产妇了呢？

– 影响血压的因素很多，这个也不好说。但是出现问题咱们就得注意，无论什么时候发现异常情况，都有必要及时处理。

– 怀我们家老大的时候挺顺利的啊，这会儿不知道怎么了，这么不顺利。

– 一方面是随着年龄增长，身体素质下滑；另外一方面我觉得跟您自己不注意也有一些关系。行了，别琢磨了，先办理住院手续吧，把 24 小时动态血压监测做上，晚上你还有时间自己反思。

– 行吧，谢谢您，六医生。

……

作为最后一个故事，老六希望把最重要的部分放在这里讲给大家听。

很多人在整个孕期都是健康平顺的，但是如果遇到一些小情况，也不要慌张，当你理智冷静地面对问题时，就会解决得更加顺畅。

早孕反应的应对

首先我们来讲一下早孕反应。有可能你是刚刚怀孕还没有面临早孕反应，也有可能是已经过了早孕反应这个阶段，到了孕中期或孕晚期，那就对此更加熟悉一些了。

早孕反应常见的表现有恶心呕吐、味觉改变、嗅觉改变以及睡眠、休息或者平时精神状态上的一些改变，主要是因为激素水平的改变，导致了身体的各部分的机能发生了一点点小的变化。

最典型的就是饮食方面，比如味觉改变，过去认为好吃的东西，现在都觉得索然无味，甚至觉得恶心。比如过去对一些油烟味、腥味什么的没有那么明显的感觉，却会在孕期或孕早期的时候变得特别敏感，只要一闻到就难受得不行，这种情况是存在的。我们能做的就是尽可能地避开这些敏感的饮食，远离那些给自己带来不适的环境。

关于呕吐，有学说认为这是一种自身保护的机制，是为了避免孕妇吃一些有毒或有害的物质，所以在孕早期会有孕吐的生理反应。但是从另外一个方面讲，如果正常饮食也全都吐了，那还怎么摄入营养？所以甭管吐没吐，吐多少，只要没有那么恶心，没有那么痛苦，该吃还是要吃，不然营养物质从哪里来？身体的能量需求怎么获取？

如果吐得特别严重，长时间没法正常进食，就需要去医院抽血、查尿常规，看看酮体是否增加，避免酮症酸中毒。这个就需要医生去判断了。

对于孕早期的症状，很多人无法区分到底是孕期的特殊症状还是哪里真的病了。其实你需要做的就是把这些症状和不适记录下来，如果发现它在持续加重，并且没有停下来的意思，那就有必要去医院让医生给看一看。

比如说早期轻微孕吐的时候可以试试喝点儿无糖的可乐或苏打水来缓解，需要提醒的是，这种方法只对部分人有效，如果没有效果，可以再吃点维生素 B_6 来止吐。但是如果已经吐得好几天都没有吃饭，导致营养不良了，那就该去医院输营养液了，同时还要好好查一查是什么原因引起的，有可能是上面提到的酮症酸中毒，也有可能是甲亢导致的妊娠剧吐。

所以，当遇到自己难以解决的问题时，更应该去寻求医生的帮助，这一点至关重要。

体形变化的风险

除了孕早期的这些症状，随着孕周的增长，我们还要注意体形的改变。为什么强调注意体形的改变？因为当肚子越来越大的时候，就会带来一系列风险。

由此带来的第一个风险就是容易摔倒。

增大的子宫会压迫到盆底的神经血管和肌肉群，进而导致走路姿势的改变。刚开始，因为身体的重心前移，走路时，身体会不自觉地前倾，特别容易摔倒。到后期时，很多孕妇为了平衡重心，会挺着肚子走路。这样走路时很容易忽略脚下的路面情况，看不到地上的水或障碍物，容易滑倒或绊倒。

体重增加带来的第二个风险就是水肿，当盆底的血管被压迫后，会导致盆底及下肢静脉回流受阻，在这个过程当中组织液就会增多，出现水肿，比如腿特别粗、脚特别肿。面对这种情况，一方面我们可以考虑使用一些医用的防静脉血栓弹力袜；另外一方面我们可以适当地活动，或者在休息时注意改变体位，比如把双腿抬高，用这种方式增加回心血量，让血流流通更顺畅一些，水肿就有可能减轻。

除此之外，增大的子宫压迫到神经是引起腰背部和腿部疼痛的主要原因。盆底附近的神经特别丰富，比如坐骨神经、骶神经以及一些盆底的细小神经等，这些神经跟腰背部、腿部及耻骨联合部分相关，如果被子宫压到，会让你无论是走路、坐着、站着或躺着都会不太舒服。

这种压迫在整个孕期都会持续存在，每个人的情况都不一样，我们能做的就是调整体位、适当活动，找到让自己舒服的姿势。子宫压迫的情况是客观存在的，所以并不用因此感到恐慌和担忧，根据自己的具体情况，探索一些合适的休息体位，让自己身体保持舒适就行了。

孕期抑郁症的预防

除了生理上这些“甜蜜的烦恼”外，还有一些心理和情绪上的问题需要注意，比如孕期抑郁症和产后抑郁症。

孕期发生抑郁症的原因有很多，比如在孕期经常出现的种种不适，或者由怀孕导致的生活不便，或者是心理上的巨大落差，种种因素让孕妇产生一种错觉：为什么自己怀孕这么费劲呢？为什么不像别人那样顺利？

其实，怀孕远没有大家想的那么难，老六希望大家能找到一套自己的方法去调节心情。比如可以看看书，听听歌，逛逛街，跟自己的闺蜜、朋友聊聊天，跟自己家人或另一半交交心，把那些压在心底的话说出来，也许烦恼就烟消云散了。至于健康方面的问题，不用担心，有老六和千千万万名专业的医生为你保驾护航。

孕期常见疾病的应对

讲完孕期常见的一些症状之后，我们再聊一聊那些孕期常见的疾病。

坦率地讲，老六整天在医院工作，总觉得有问题的孕妇有很多。其实，这是一种错觉，因为没有问题的孕妇在门诊产检完就回家了，真正长时间和自己打交道的就是那些高危产妇。老六没做过统计，整体上来讲，健康孕妇的数量还是遥遥领先的。

所以，大家不用特别担心，作为一个准妈妈，能做的就是多关注自己和宝宝的身体情况，保持健康的生活习惯。只要对孕期疾病有清晰的认知，当问题发生时我们就能少一分慌乱，多一分从容。下面老六再来聊聊孕期如何应对一些具体的疾病。

糖尿病

之所以先聊糖尿病，是因为我们会在孕期当中检查糖耐量，可能会查出妊娠期糖尿病。糖耐量主要是看血糖的代谢能力，如果诊断出妊娠期糖尿病的话，可能会出现两种情况：第一个情况是孕育出巨大儿，孩子会长得很大，到时候可能会影响顺产，甚至剖宫产都费劲；第二种情况就是导致胎儿偏小——由于早期的妊娠期糖尿病会阻碍或者影响胎儿吸收养分，所以会导致胎儿偏小的情况。如果糖耐量正常，基本就不用担心这方面的问题了。

高血压

放在第二位来讲这个病症，说明高血压的“地位”很高，就像老六开头讲到的病例，高血压也是一种比较严重的疾病。在孕期，母体跟孩子之间联系的纽带是胎盘和脐带，其主要的作用就是输送血液。那么当血压升高或者降低的时候，通过胎盘流给胎儿的血液就会受到影响，进而会导致胎儿宫内缺氧。长时间这样的话，还有可能导致胎儿发育受限等问题。所以孕期血压监测也很重要，大家要引起足够的重视，像子痫、子痫前期、重度子痫前期或者 HELLP 综合征等，都跟血压增高有关。

虽然那些疾病名称读着很吓人，但也不是没有办法预防。最好的方法就是在家里配个血压计，自己平时就可以监测血压。尤其在头晕眼花、恶心呕吐、脑袋发蒙的时候，量一下血压还是很关键的，当血压超过 130/80 mmHg 时，就有必要去医院做进一步检查。如果是本身就有高血压或者家族当中有高血压遗传病史的话，更应该注意。

甲状腺功能问题

孕期检查甲状腺功能的目的很简单，因为孕期甲状腺的功能跟胎儿的身体和智力发育有着直接关系。比如妊娠期合并的亚临床甲状腺功能减退（当 TSH 高于 2.5mIU/L 时），会导致胎儿出现呆小症。

呆小症的症状就是胎儿的大脑和身体发育不良。不过老六从医这些年，也就是在教科书上见过患呆小症的孩子。

预防呆小症最重要的是两个方面：一是合理饮食，二是做好检查。做到这两点，基本上就可以避免呆小症的发生。

痔疮

很多人可能听说过或者正在经历痔疮，痔疮形成的主要原因是盆底压迫导致的局部血管增生。痔疮有内痔和外痔，内痔还好不太疼，但是会出血；外痔又疼又出血，还有人是内外混合，更加痛苦。

外痔，用马应龙局部外敷可以缓解症状。如果说特别严重、出血较多的话，也可以考虑在孕期做手术，不过这种情况非常少见。

大家不要被老六的描述给吓坏了，其实痔疮是可以通过良好的生活习惯来预防的，比如尽量避免久坐、适当活动、定期清洗外阴和肛门等。

贫血

在前面谈饮食的部分，我们讲到了贫血的问题。贫血时容易出现疲劳、头晕、乏力等症状，紧跟着就可能出现摔倒的情况。

孕期出现的贫血大致分为两种情况：一种是缺铁性贫血，依靠补铁就能补上来。另外一种叫地中海贫血，一般南方城市、西南地区人群比较高发，比如广西、贵州等地比较常见。

一部分患者在孕前生活中就有贫血症状，这类患者无法靠补铁来治疗，一般需要通过直接输血、输红细胞来缓解贫血的情况。但是大家不用担心，绝大多数人是不会有这个问题的。

还有一部分患者属轻度贫血或没有症状，只是携带有病理基因，这类患者的后代会有发生地中海贫血的风险。

口腔问题

在孕期，因为激素水平的改变，更容易导致牙周炎和牙龈炎发生，所以孕期一定要重视刷牙这件事情。

比如刷牙的时间尽量保证在 2 分钟以上，内、外、上三个面都要照顾到。必要的话，在备孕期或孕期通过洗牙把牙结石洗掉，这种方法可以有效地避免牙周炎、牙龈出血这样的风险。顺便说一下智齿的问题，虽然口腔科医生认为，孕期仍然可以拔智齿，但老六还是建议在备孕期间就把智齿拔掉，等孕期出现明显的红肿热痛再去处理就有些晚了。

在拔牙的过程当中需要用到麻药，很多人都会有所抵触。其实拔牙采用的是局部麻醉，而且专业的医生都会计算麻药的用量，对胎儿没有任何影响，代谢也非常快。如果硬扛着不去医院，不但没法吃饭，还可能发生牙龈溃烂，甚至导致继发性的全身感染。如果出现这种情况，对胎儿的影响远大于拔牙手术本身，权衡利弊，早发现、早处理才是最好的选择。

孕期用药及疫苗接种的原则

除了要知道孕期有可能会遇到的疾病，大家还需要了解一下孕期的用药及疫苗接种问题。

孕期用药

我们都知道药物分为处方药和非处方药，但是细心的人也经常看到非处方药的药盒上写着“孕妇禁用 / 慎用”的字样，说明在孕期我们要参照一套新的用药标准，并不是所有的非处方药都可以在孕期使用。

老六在一开始就要告诉大家一个原则：孕期各种情况下使用药物都建议先咨询医生。

下面我为大家讲解一些用药的常识。FDA 其实早就给孕期用药划分了等级，一共分为 A、B、C、D、X 级。

A 级：人类对照研究已经证实对胎儿无风险。这类药包括多种维生素或产前使用的维生素，但不包括大剂量维生素。

B 级：动物研究表明对动物胎儿无不良危险，但无孕妇的对照组；或者在动物中证明有副作用，人类研究未得到证实，在早孕妇女的对照组中，并不能肯定其有副作用。常用药有：青霉素、头孢菌素类、甲硝唑、红霉素、克霉唑、制霉菌素、扑尔敏、胰岛素、地高辛等。

C 级：没有充分的动物或人类研究；或者在动物研究中有对胎儿的不良作用，但是没有对人类胎儿不良作用的资料。本类药物只有在权衡了对孕妇的好处大于对胎儿的危害之后方可应用。如阿托品、肾上腺素、多巴胺、阿司匹林、纳络酮、地塞米松、速尿等。

D 级：有对胎儿造成危险的证据，但是使用此种药物的益处超过它的危害。本类药物应在孕妇受到死亡的威胁或患有严重的疾病，且其他药物虽然安全但无效时再应用。包括：新霉素、链霉素、四环素、抗肿瘤药、卡马西平、苯妥英、乙醇、雌二醇、性激素类。

X 级：已证实对胎儿造成的危险超过了它的任何益处。本类药物禁用于妊娠或即将妊娠的患者。如己烯雌芬、ACEI 类降压药。

在临床上，医生面对不同的药物等级会有不同的态度和临床决策，但是医生一般不会特意解释，这里我把这些也一并告诉你。

A 级：临床用药如果是 A 级的话，医生一般会毫不犹豫地开给你。

B 级：主要就是我们会用到的抗生素，是在出现炎症感染的情况下可以使用的药物。所以，我们以往概念里孕期不能使用任何抗生素的说法显然是不正确的。

C 级：当利大于弊的情况下才会使用，一般不轻易使用，而且还要反复跟患者沟通，必须在患者知情并同意的情况下用。

D 级和 X 级：可能会导致胎儿畸形、发育不良等情况，医生是绝对不会使用的。

这里还要补充一个“全或无”的概念，因为有的人在刚刚怀孕之后会想起自己之前曾经用过一些药物，所以就担心孩子是不是会受到药物的影响，为了防止胎儿畸形或发育不良，要不要主动进行流产。其实，这种想法完全没有必要。

这个“全或无”的概念是指在受精的 1~14 天，也就是受精卵发育成胚胎的过程中，如果使用了药物导致大量胚囊细胞受到伤害，就会导致胚胎停止发育，进而出现流产的情况。

但如果安全用药，只有少量的细胞受损的话，是不会影响到胚囊细胞最终的分化和发育的，也就是说，胚胎完全可以正常发育，不存在什么发育不好或者畸形的问题。

换个通俗易懂的说法就是：要么有影响，胎停或流产；要么不受影响，胚胎正常发育。

孕期疫苗

首先咱们来了解一些疫苗的分类：

第一类：灭活疫苗。选用免疫原性好的细菌、病毒、立克次体、螺旋体等，经人工培养、再利用物理或化学方法将其杀灭制成。请注意，这里的“杀灭”是很重要的，因为这意味着疫苗失去了繁殖能力，但是保留了其免疫原性。这种疫苗进入人体内就不会再生长繁殖了，对机体的刺激时间短暂，这就是我们所说的“死疫苗”。它的缺点就是机体无法获得长期持久的免疫力，如果想要获得，则需要多次重复接种。如甲肝灭活疫苗。

第二类：减毒活疫苗。用人工定向变异的方法，或从自然界筛选出独立减弱或者基本无毒的微生物制成的活疫苗或者减毒活疫苗。这类疫苗在体内具有生长繁殖能力，基本上就等同于自然感染，可以让机体获得相对较长时间的免疫力，这类疫苗的效果是优于死疫苗的。如卡介苗、麻疹疫苗等。

第三类：类毒素。就是将细胞外毒素经甲醛处理后让其失去毒性，但是仍然保留免疫原性，就称为类毒素，然后再制成吸附精制类毒素。这样的成分在机体内被缓慢吸收，能长时间刺激机体，产生较高滴度的抗体，增加免疫效果。如白喉类毒素、破伤风类毒素。

上面这些内容稍微有点儿硬核了，没关系，简单翻译过来就是：第一类疫苗在孕期基本是可以用的，当然是在有明确指征的情况下；第二类疫苗在孕期基本上是不能用的，这个很好理解，你想想，打了这个疫苗基本就等同于自然感染了，如果你本身没有什么情况，只是为了预防可能会出现的疾病就先来搞一次自然感染，而且还要选择在怀孕期间，如果让我发现，我拼了老命也要拦住你……

说了这么多，你可能还是不太清楚，自己到底什么情况下可以打，什么情况下不能打，不如咱们看看下面这张图。

前面的话
孕前
05-07
08-11
12-15
16-19
20-23
24-27
28-31
32-35
36-39
40-41

妊娠期疫苗的应用

疫苗	疫苗种类	妊娠期应用	评价
霍乱	灭活细菌疫苗	有指征可以使用	除非高风险，否则不用
球菌脑膜炎	灭活细菌疫苗	有指征可以使用	
甲肝	灭活病毒疫苗	有指征可以使用	安全性不确定
乙肝	灭活病毒疫苗	有指征可以使用	安全性不确定
流感	灭活病毒疫苗	有指征可以使用	咨询医生
日本脑炎	灭活病毒疫苗	有指征可以使用	除非高风险，否则不用
脊髓灰质炎	灭活病毒疫苗	有指征可以使用	一般情况下避免
狂犬病	灭活病毒疫苗	有指征可以使用	
破伤风和白喉	类毒素	有指征可以使用	
伤寒	活细菌疫苗	有指征可以使用	除非高风险，否则不用
黄热病	活细菌疫苗	有指征可以使用	除非高风险，否则不用
麻疹	活病毒疫苗	禁用	
腮腺炎	活病毒疫苗	禁用	
风疹	活病毒疫苗	禁用	
水痘	活病毒疫苗	禁用	

结尾

是不是有一点意犹未尽的感觉呢?

老六在整理这些内容的时候，脑海里的画面就是有一位刚刚怀孕或者正在备孕的准妈妈坐在我面前，然后我竭尽所能地把所知道的知识都分享出来，有那些在临床上反复提及的、那些时常被忽略的，还有那些很难记清楚的……

我也知道上面几个短短的故事很难涵盖所有的内容，顶多算是一个引子。真正完整的知识和内容我已精心制作在我们的手账当中了。每天早上看一看当天要注意的事项，或者在睡前备忘一下明天要进行的检查，就能清晰地知道自己在当前这个阶段的“工作”重点了。

老六想做的，是把每个人的怀孕都变成一件幸福的事情。

其实，你我都知道，怀孕并不容易。

但是，我们可以让整个怀孕的过程幸福起来。

好了，就这样吧，祝每个家庭好孕。

我是六层楼，我爱这个世界。

扫描二维码，进入【第十一诊室】

了解更多孕期+哺乳期+育儿小知识

好孕

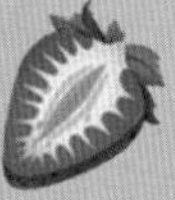

备孕期

备孕小常识	老六关爱提醒
一年之内怀孕都是正常的。	通常夫妻双方在未采取任何避孕措施且有正常性生活的情况下，一年之内怀孕都是正常的。从数据来看，人们平均需要 4~5 个月才能怀上。所以，不用着急，慢慢来。
建议每周 1~2 次性生活。	如果为了怀孕天天同房，会导致精子质量下降。一般来说，在非排卵期，一周 1~2 次就差不多了；在排卵期，可以视情况稍频繁一点。
排卵后 24~36 小时是受孕绝佳时机。	备孕并不是一味地啪啪啪就可以水到渠成，还需要科学合理地安排时间，一般在排卵后 24~36 小时是受孕的最佳时机，早了还要重来，晚了就要等下次再说了！
备孕阶段推荐每日摄入叶酸 0.4~0.8mg。	因为叶酸是胎儿神经系统发育的重要“原料”(四氢叶酸)，因此需要在备孕阶段就让身体处于叶酸充足的状态，这样就算怀上了，也不用慌张。
夫妻双方在备孕前三个月应戒烟、戒酒。	夫妻双方最好在备孕前三个月就戒烟、戒酒，因为抽烟、喝酒的影响是积累性的，并没有无风险暴露剂量，也就是说只要有摄入就存在风险，所以最好不要挑战这条“禁令”。

备孕小常识	老六关爱提醒
每天至少吃 500g 蔬菜及 100g 瘦肉（红肉）。	备孕阶段的饮食并不需要额外增加太多营养，要保持荤素搭配以及优质蛋白（肉、蛋、奶）的合理摄入，营养均衡即可，不宜过度进补。
家用电器的辐射并不可怕。	你可能担心家用电器的辐射会影响受孕，其实，我们身边接触到的辐射大多数是非电离辐射，对备孕及孕期都没有什么影响，这包括了你身边几乎所有的家用电器，注意，是所有!
子宫后位不一定影响怀孕。	如果 B 超检查发现自己是后位子宫，不用太担心，这只是子宫常见位置（前位、中位、后位）当中的一种。子宫位置随运动、姿势变换而改变，并不是一成不变的，所以后位可能只是暂时的。后位子宫并不意味着一定会影响怀孕，只有严重的子宫后倾后屈位才有可能影响怀孕。
超过 20% 的人备孕半年以上才怀孕。	身边人一个个都怀上了，为什么自己还没有动静呢？不要着急，踏踏实实地监测排卵期，合理安排同房，慢慢来，也许你只是运气差了一些。从数据来看，随着年龄增长，备孕时长也会增加，整体来看，仍然有 13.5% 的人是在备孕半年到一年怀上的，8.2% 是备孕一年以上怀上的。（数据来源：美柚 APP 2016 – 2017 年统计数据）

备孕小常识	老六关爱提醒
40% 的不孕女性是输卵管异常造成的。	通常，长时间怀不上孕，应考虑是输卵管方面的问题，如果输卵管有迂曲、狭窄、堵塞等问题的话，都会对怀孕造成影响，这与先天发育和后天的盆腔及宫腔手术史有一定关系。可以考虑做输卵管造影或通液手术。
不孕夫妇中男性因素占 25%~40%。	很多女性在备孕阶段怀不上孕时，都会习惯从自身找原因，反而忽略了另一半存在问题的可能，调查结果显示，因男性因素导致的不孕占 25%~40%。所以，超过半年没有怀上的话，也建议男性查查精液常规，毕竟怀孕是两个人的事儿。
辅助生殖技术可以有效提升怀孕概率。	如果备孕一年都没有怀上孕，建议去医院的生殖门诊系统检查夫妻双方的情况。当然，也可以顺便了解一下辅助生殖技术，这项技术发展迅猛，日趋成熟，逐渐成为越来越多人的选择，而且费用也越来越平民化。

发现怀孕了
设置倒计时

□月□日—□月□日

找准时间点更有效

确认怀孕的方法有两种：一、验孕棒，一般在排卵后 10 天用验孕棒检测比较准；二、去医院做血检或验尿，通过血液或尿液中的 hCG 值来判断。

参照说明书使用和解读验孕棒

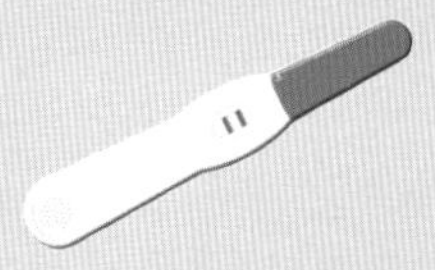

前面的话
孕前
05-07
08-11
12-15
16-19
20-23
24-27
28-31
32-35
36-39
40-41

孕检报告单

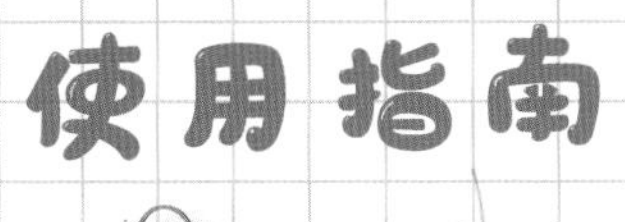

使用指南

提醒关键事项，解决高频问题

本周备忘

- 坚持运动
- 测量血压

每日一个锦囊，全程守护健康

Day 2

了解分娩前的信号。

先兆临产是指在真正进入临产状态之前出现的状况，包括宫底下降、不规律的宫缩以及阴道少量出血（见红）。

记录身体变化，和宝宝一起成长

妈妈的身体情况

体重：

腹围：

血压：

写下心情随笔，体验丰满人生

Memory Card 随心记

妈妈对宝宝说

爸爸对宝宝说

提前制定计划，避免焦头烂额

下周计划

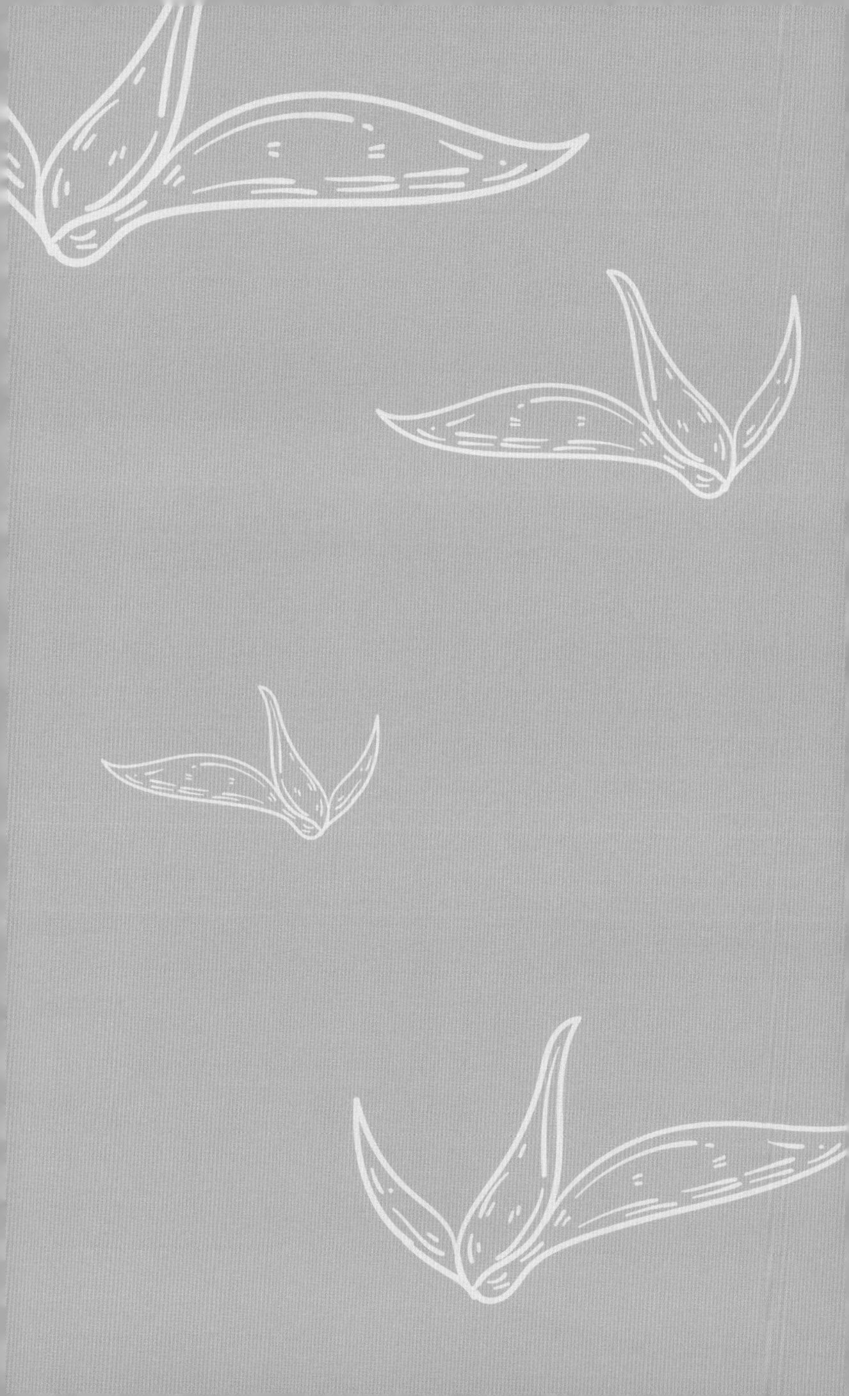

孕5周

〇月〇日—〇月〇日

本周备忘

- 服用叶酸
- 坚持运动

Day 1

每天摄入叶酸 0.4~0.8mg。

确定怀孕后，一定要按时吃叶酸，通常建议每天摄入量为 0.4 ~ 0.8mg。如果之前没有按规律服用或者没有服用，老六推荐每天摄入量是 0.8mg，这样可以让身体迅速脱离叶酸缺乏的状态。

Day 2

不用刻意增加食量。

孕早期胚胎发育所需的营养跟准妈妈吃多少无关。胚胎发育前两周左右所需的营养物质主要来自受精卵，直到着床后才从母体血液中获取营养物质，这个需求量几乎可以忽略不计，所以孕早期不用刻意增加食量。

妈妈的身体情况

体重：

腹围：

血压：

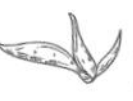

Day 3

保证每天 1 小时的运动量。

孕期也要保持运动的习惯，尤其是本身基础体重值比较高的准妈妈，坚持运动对于控制体重和血糖值、保证孕期安全至关重要。推荐的孕期运动包括：散步、慢跑、游泳、瑜伽。

Memory Card 随心记

拓展阅读

Day 4

早孕反应通常在 12 周左右消失。

每个准妈妈出现早孕反应的时间不同，程度也不同。早孕反应包括：恶心、呕吐、乏力、味觉改变等，有时候吐起来昏天黑地，确实挺痛苦……请坚持住，这些症状一般在 12 周左右会逐渐消失。

妈妈对宝宝说

爸爸对宝宝说

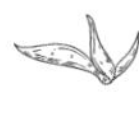

Day 5

孕后两周内药物对胚胎的影响“全或无”。

在受精后的 1~14 天内所用的药物或者酒精等，对胚胎的影响主要遵循“全或无”原则。要么胚胎死亡，进而造成胎停或流产；要么胚胎不受影响，正常发育……总之，交给时间。

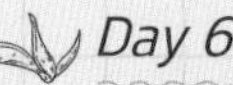

Day 6

阴道有少量出血并不一定会流产。

如果在孕早期发现阴道有少量出血或者少量褐色分泌物，是不是要流产了？其实从临床上来看，绝大多数人都会在这个阶段有少量出血，这并不意味着是先兆流产，不用太担心。

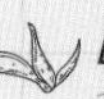

Day 7

随身携带小零食以防低血糖。

随身准备一些适合孕期食用的小零食，比如糖果类、坚果类、水果类、肉干类的食物。可以补充必要的能量和糖分，尤其是在孕吐严重、难以正常进食的时候，经常会遇到突如其来的低血糖情况。

下周计划

- 第一次做B超
-
-
-

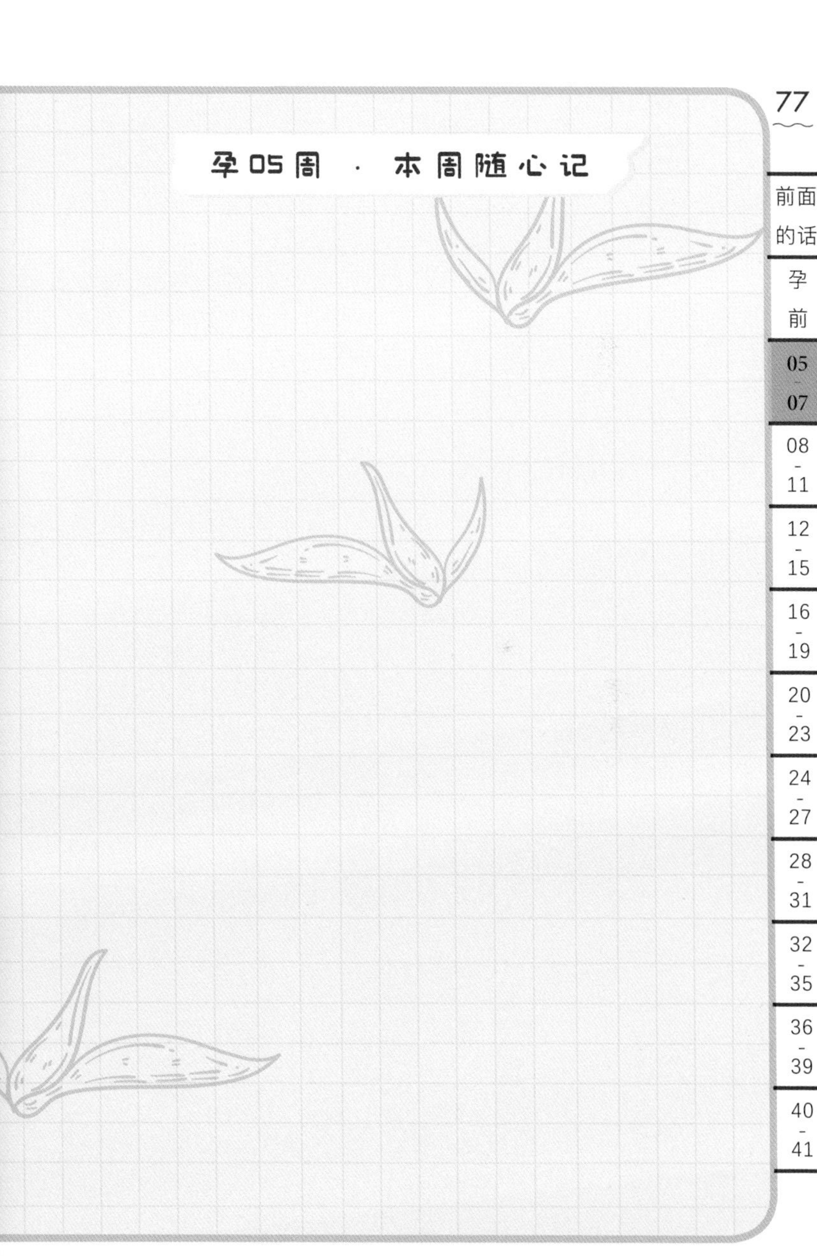

孕05周 · 本周随心记

孕6周

〇月〇日－〇月〇日

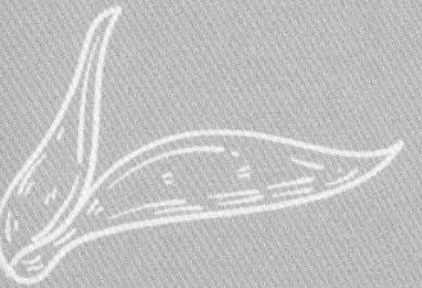

本周备忘

- 服用叶酸
- 坚持运动

Day 1

孕囊位置是关键。

一般来讲，第一次做 B 超的时间是孕 6~9 周。首先要判断孕囊的位置是在宫内还是宫外，如果是宫外孕的话，要听取医生的意见及时处理，避免造成宫外孕破裂大出血；还要根据孕周看孕囊的大小是否正常，这个时期的孕囊如同一粒花生米大小。

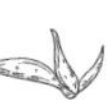

Day 2

胚胎神经系统开始发育。

孕早期是胚胎神经系统发育畸形的高峰期，而神经系统发育的原料之一就是由叶酸提供的代谢产物——四氢叶酸。所以，我再次提醒你要按时按量吃叶酸。

妈妈的身体情况

体重：

腹围：

血压：

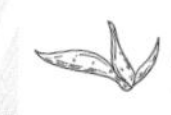

Day 3

胚胎好不好，hCG 更有说服力。

很多准妈妈担心孕酮低意味着胚胎发育不好，其实，事实并不是这样。相比孕酮的高低，我们更应该关注 hCG，如果 hCG 值在 48 小时内翻一倍，足以说明胚胎发育良好。

Memory Card 随心记

Day 4

大多数准妈妈并不需要保胎。

很多人都认为自己需要保胎。其实对于大多数人来讲，“保胎”是个伪概念。 胚胎发育良好，保不保胎都会好；胚胎不好，保了也没用……只有确定存在黄体功能异常、习惯性流产等问题时才有必要保胎。

妈妈对宝宝说

爸爸对宝宝说

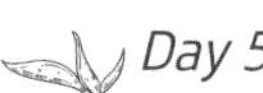

Day 5

卧床休息并不能预防孕早期流产。

传统观念认为怀孕之后就要尽量卧床休息，以此来确保孕早期的平稳发展。其实从数据上来看，卧床休息对于预防孕早期的流产并无意义。

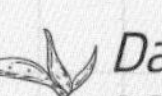

Day 6

有的准妈妈可以看到原始心管搏动了。

很难想象仅几周的时间受精卵就从一个细胞长到一粒花生米大小。有的准妈妈做 B 超的时候还能看到原始心管搏动……那一刻，你就能感觉到生命的美妙之处！如果没有看到也不用担心。

Day 7

孕早期普通感冒不推荐药物治疗。

孕早期如果感冒了，基本原则是不用服药，靠自身扛过去。不用担心，普通感冒在一周左右基本就能恢复。如果情况严重，可以考虑使用布洛芬、对乙酰氨基酚等缓解症状。

下周计划

- 制订运动计划表
-
-
-

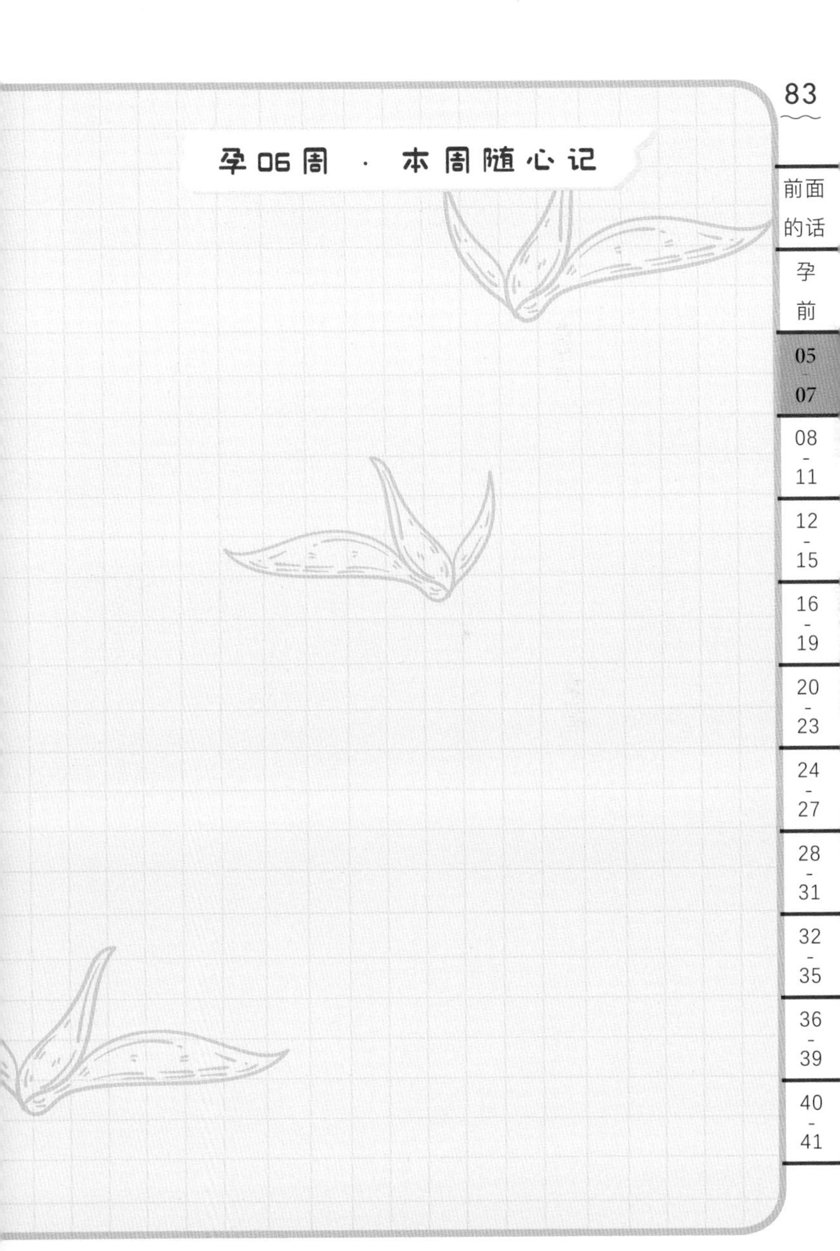

孕06周 · 本周随心记

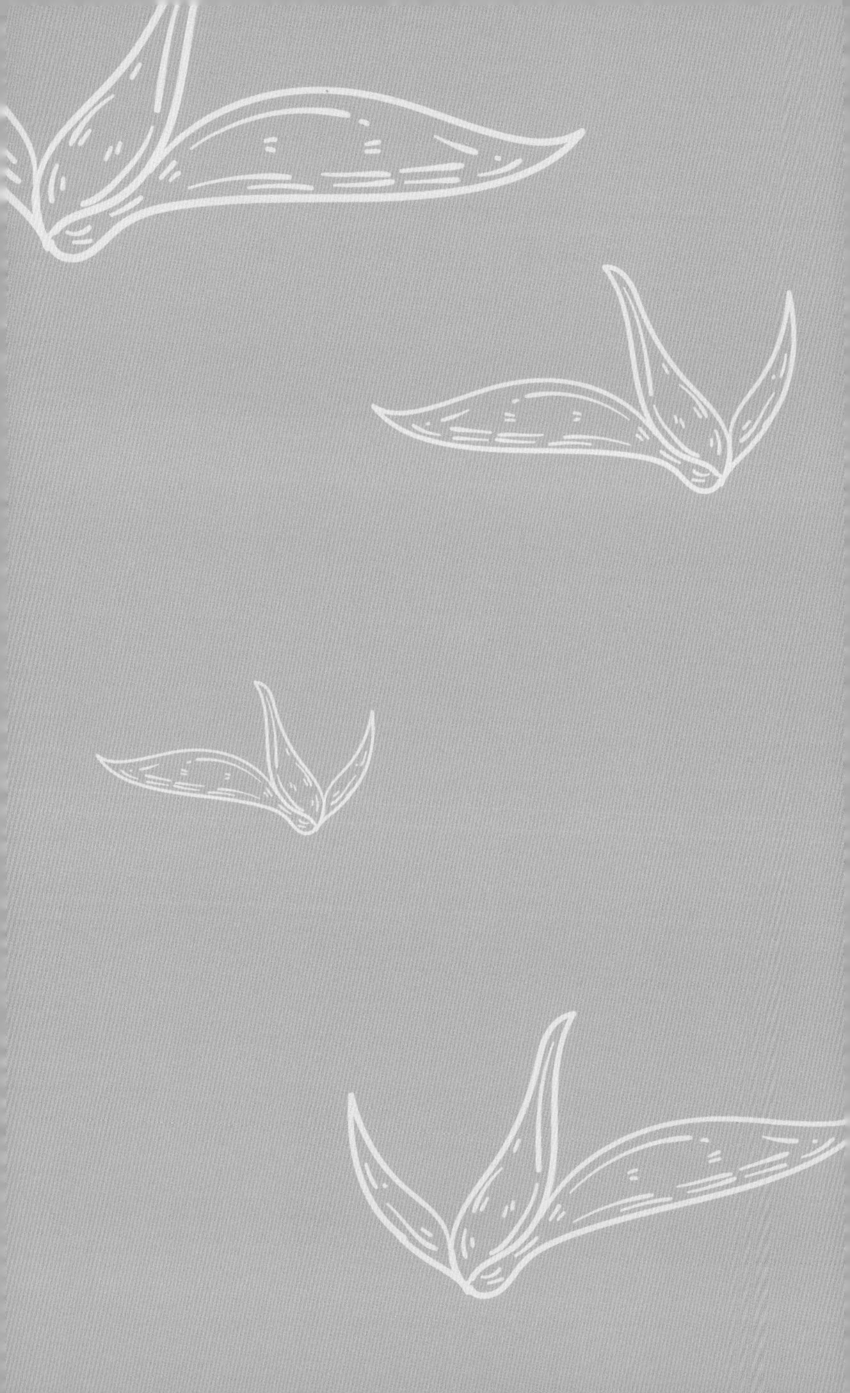

孕7周

〇月〇日—〇月〇日

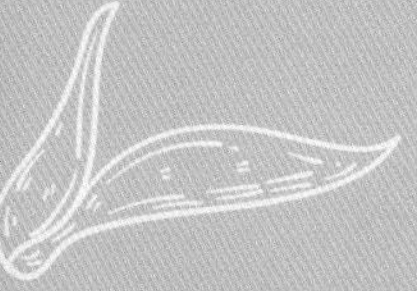

本周备忘

- 服用叶酸
- 坚持运动

Day 1

维生素 B_6 能缓解孕吐。

临床上用于治疗孕吐的方法有很多，主要是靠维生素 B_6 或多西拉敏来治疗。当然，也可以试着喝一口无糖可乐，有数据证明无糖可乐可以抑制想要吐出来的冲动。

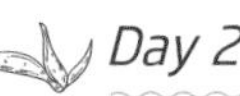

Day 2

长时间剧烈呕吐要防止酮症酸中毒。

如果长时间剧烈孕吐导致超过 12 小时无法正常进食，需要去医院检查尿常规，看看酮体是否升高，避免酮症酸中毒，严重者可导致电解质紊乱、肝肾衰竭等。

妈妈的身体情况

体重：

腹围：

血压：

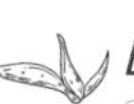

Day 3

子宫逐渐增大会产生轻微压迫症状。

能感觉到子宫在慢慢长大吗？现在已经是非孕期子宫的两倍大小了，就像一个苹果。随着子宫的继续增大，会出现一系列的压迫症状，比如压迫在膀胱上会偶尔出现尿频的情况。

Memory Card 随心记

Day 4

阴道持续出血要怀疑先兆流产。

当阴道出血增多达到月经量并且伴有下腹坠痛时，要考虑先兆流产的可能，需要及时就诊。虽然有时候只是谎报军情，但也不能掉以轻心……这中间的尺度其实很难把握。

妈妈对宝宝说

....

....

爸爸对宝宝说

....

....

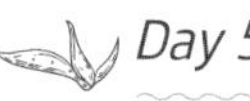

Day 5

阴道分泌物增多是正常现象。

很多人孕早期就会出现分泌物增多的情况，这是正常的。因为身体内的激素水平发生了明显改变，导致阴道的分泌功能增强……哦，对了，记得勤换洗内裤。

Day 6

健身要避免对抗性项目和腹部拉伸动作。

很多人怀孕前有健身习惯，在怀孕后可以保持之前的健身频率，但是在健身强度以及项目上要做出调整，尽量避免对抗性项目（拳击、柔术等），减少腹部拉伸和蹲起动作，这类动作可能会带来腹部受力不均的风险。

Day 7

怀孕跟工作冲突时用法律保护自己。

顺手科普一下《女职工劳动保护特别规定》第五条：用人单位不得因女职工怀孕、生育、哺乳，降低其工资、予以辞退、与其解除劳动或聘用合同。嗯，不用谢！

下周计划

- 选择建档医院，提前预约
-
-
-

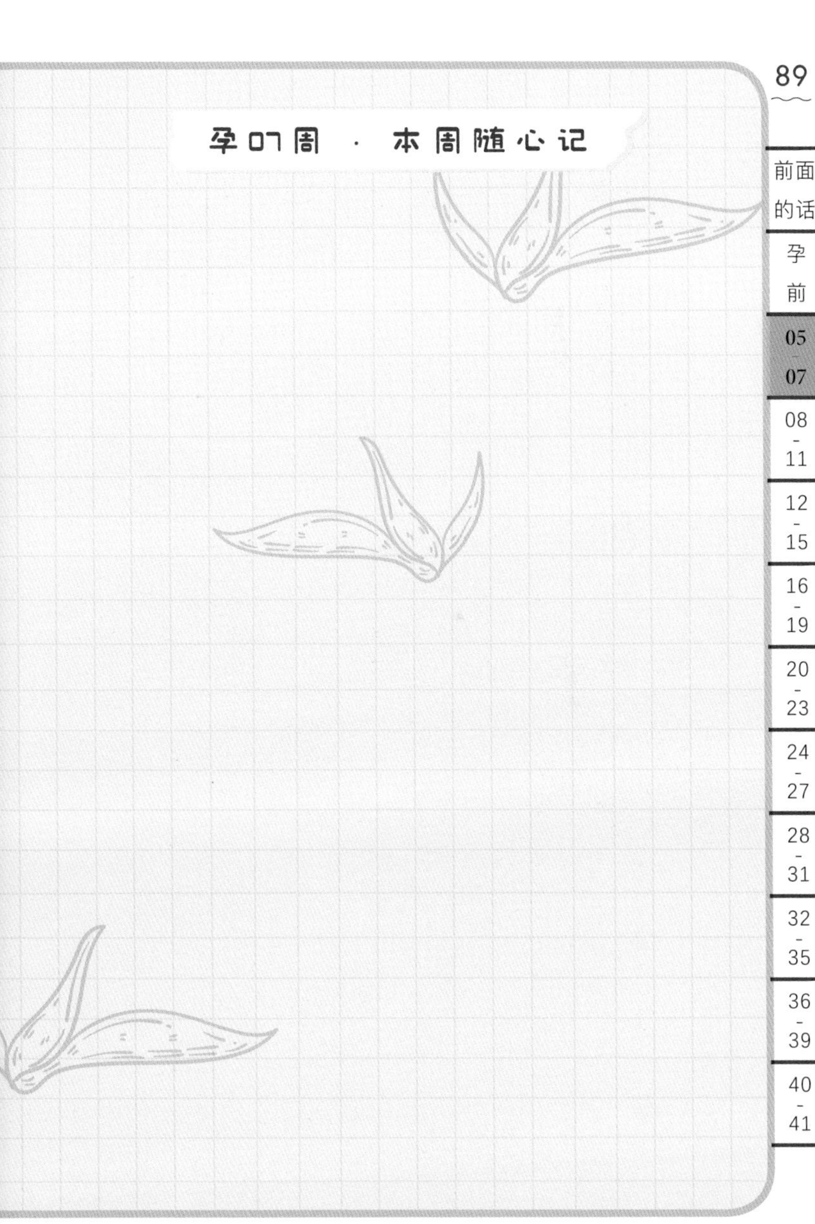

孕07周 · 本周随心记

孕8周

○月○日—○月○日

本周备忘

- 服用叶酸
- 每周测量血压2~3次

Day 1

多数人可以听到胎心。

一般情况下，胚胎正常发育到这个阶段就可以在做B超时看到原始心管搏动了。当然，仔细听的话，还可以听到“扑通扑通”的胎心音。

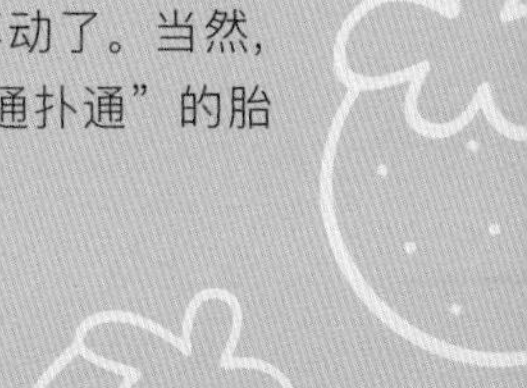

Day 2

hCG 达到峰值并进入稳定期。

从这周开始 hCG 达到峰值，参考范围是 1.5w~20w IU/L，之后会进入稳定期。如果 hCG 值有轻微的升高或者缓慢的下降，都是正常现象，不用慌张，或者说这个阶段我们更应在意 B 超的结果。

妈妈的身体情况

体重：______

腹围：______

血压：______

Day 3

早孕反应趋于稳定。

好像已经适应孕期的种种感受，再坚持一个月，就进入孕中期的平稳阶段了。这个时候往往会因为症状不明显而担心，其实大可不必，胚胎正进入平稳阶段。

Memory Card 随心记

Day 4

反复呕吐应减少强酸性食物的摄入。

因为反复呕吐会导致胃食管反流综合征（烧心），建议少食多餐，餐后站立或散步 30 分钟左右。同时要注意减少强酸性食物的摄入，比如，糖果、水果、奶制品等，这些食物会加重烧心的情况。

妈妈对宝宝说

……………………………………………………

……………………………………………………

爸爸对宝宝说

……………………………………………………

……………………………………………………

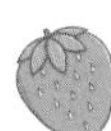

Day 5

选择建档医院的首要因素是距离。

在选择建档医院方面，老六的建议是：尽量选择离家比较近的医院，毕竟整个孕期都要往医院跑。注意：有些建档医院需要预约，务必要提前了解清楚，也可以顺便问问无痛分娩的情况。

Day 6

小胚胎已经初具人形。

想象一下，小鼻子、小眼睛、小手、小脚都在生机勃勃地发育呢，这画面真是神奇！这个阶段它还只能称为“胚胎”，再过一阵子，它就是“胎儿”了。

Day 7

建议每周监测血压变化 2~3 次。

老六建议准妈妈们从孕早期就开始关注自己的血压是否正常。可以在家里配备一个血压计，定期监测血压变化，尤其是在出现头晕、头胀、眼花、恶心等情况时，及时测量血压很有必要。

下周计划

- 制定一份孕期护肤品清单
-
-
-

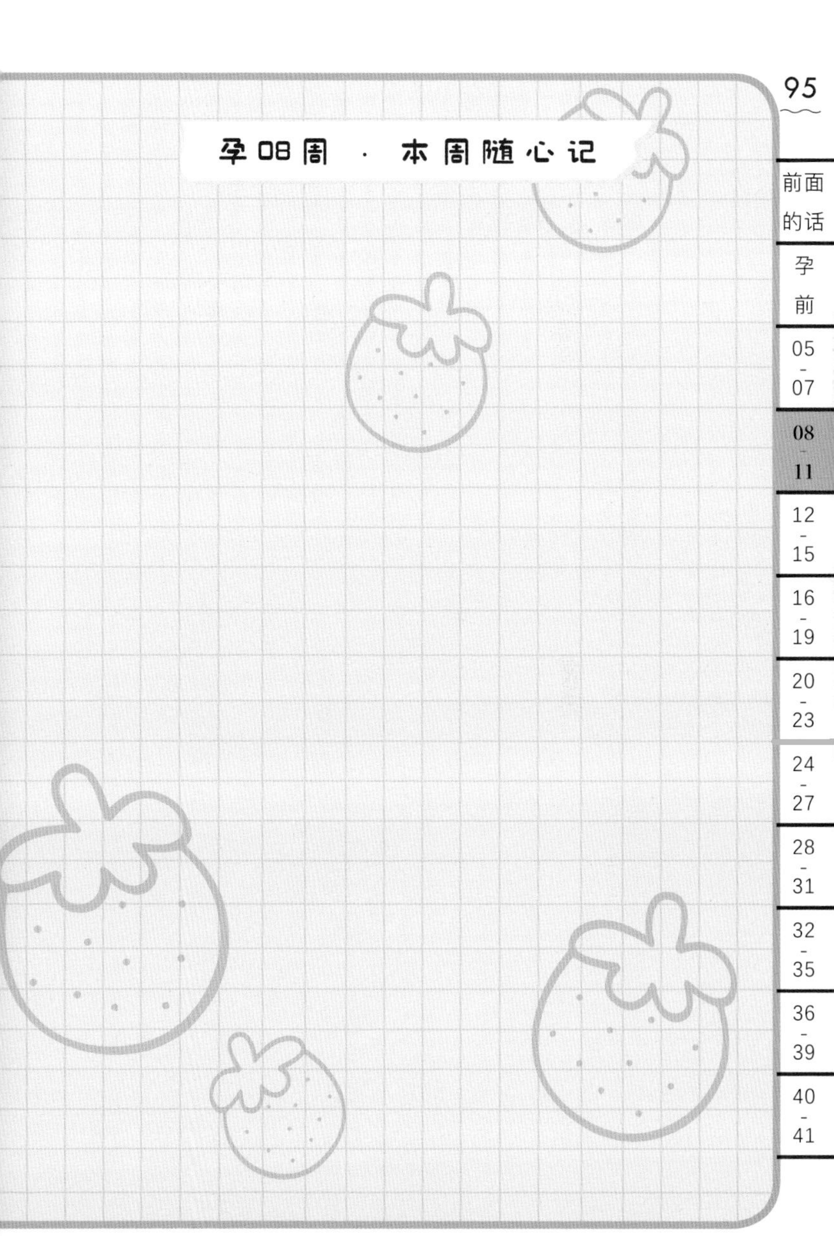

孕08周 · 本周随心记

孕9周

○月○日 — ○月○日

本周备忘

- 服用叶酸
- 测量血压

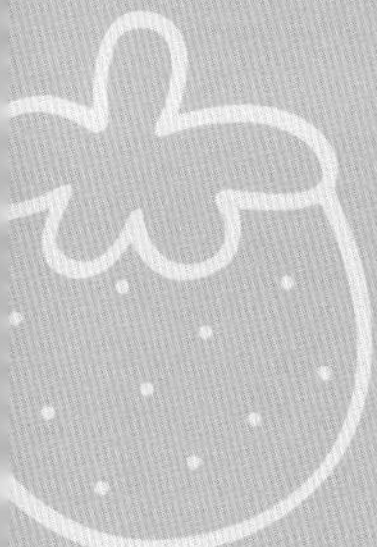

Day 1

食物是母子营养的来源。

确实在孕早期没什么胃口，总是感觉吃什么都索然无味，但即使食欲不振也要按时、按量吃饭。要知道你现在不是一个人在战斗。所以，尽可能能吃什么吃什么，不要不吃。

Day 2

每晚用清水擦洗一次外阴。

分泌物增多，还有点儿发黄，不用紧张，孕期出现这样的情况很常见。注意外阴清洁，每晚用清水清洗一次，清洗后注意保持干燥，不着急穿上内裤。

妈妈的身体情况

体重：

腹围：

血压：

Day 3

不要吃半生或全生的食物。

不用过分在意传统的孕期饮食禁忌，但要记住一个重要原则：千万不要吃全生或者半生的食物，比如，刺身、生鱼片、醉虾醉蟹等，吃这类食物可能存在微生物、寄生虫感染的风险。

Memory Card 随心记

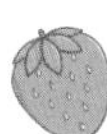

Day 4

尽量避开任何酒精。

快把酒杯放下！甭管酒量怎么样，甭管啤酒、白酒、葡萄酒……孕期都不准喝！醪糟或米酒也要控制。有时候家里炒菜会用到料酒，尽管在烹饪过程中酒精会挥发，但是尽量少用，能不用就不用。

妈妈对宝宝说

……………………………………………………

……………………………………………………

爸爸对宝宝说

……………………………………………………

……………………………………………………

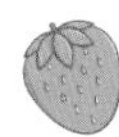

Day 5

现在是药物导致畸形的高峰期。

受精后 15 ~ 90 天是胎儿的心脏、脑部、眼睛、四肢、生殖器官等重要脏器的发育阶段，药物的毒性会影响胎儿的组织分化，进而引发畸形。

拓展阅读

Day 6

护肤品以保湿类为主。

孕期护肤品尽量选择刺激性比较小的产品或者孕妇专用产品，以清洁、保湿、防晒类产品为主，不建议使用美白、抗皱类产品。爱美的妈妈仍然可以化妆，建议化淡妆，并且要及时卸妆。避免使用含有维 A 酸及衍生物的化妆品和精油类产品（主要是美白、抗皱等产品），这些会对胎儿产生不利的影响。

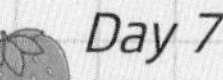

Day 7

胎停育不会影响下次怀孕。

现在是胎停育的高发阶段，主要原因是胚胎发育过程中的染色体异常（50%~60%），对于下次怀孕没有影响。如果发生了可以把它当作一次小插曲……收拾好心情和身体，开始下一次征途！

拓展阅读

下周计划

- 办理《孕产妇保健手册》
-
-
-

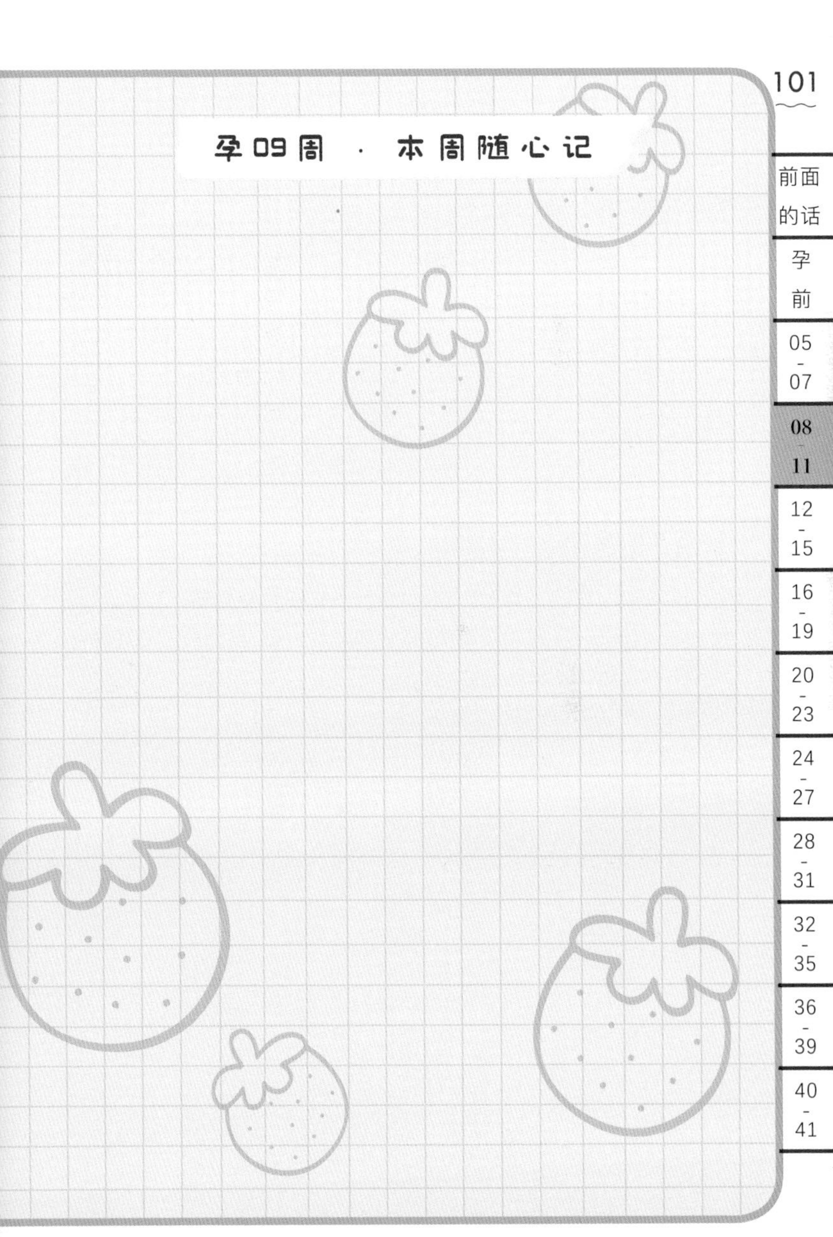

孕09周 · 本周随心记

孕10周

〇月〇日—〇月〇日

本周备忘

- 服用叶酸
- 坚持运动

Day 1

每天主食摄入量 300~400g。

注意饮食当中糖分的摄入，尤其是主食的控制，当然，不要忽略很多水果也富含糖分哦。

Day 2

《孕产妇保健手册》要去社区医院办理。

距离下次做B超还有很久，是不是有点儿担心了？放松。要抽空去社区医院办理《孕产妇保健手册》哦！务必要提前咨询好需要携带的证件和证明。

妈妈的身体情况

体重：________

腹围：________

血压：________

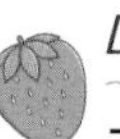

Day 3

大鱼大肉易导致急性消化系统疾病。

长辈们是不是又在说要吃这个，要吃那个了？切忌孕期大鱼大肉地补，否则很容易导致急性胰腺炎、急性脂肪肝、急性胆囊炎等疾病。

Memory Card 随心记

Day 4

尽量远离二手烟和三手烟。

如果发现身边有人抽烟，请迅速撤离！实在不行还能拨打卫生热线 12320 举报。同时也要避免接触吸烟环境里的人或物品，虽然目前还没有直接证据证明三手烟对胎儿发育的影响，但的确存在风险。

妈妈对宝宝说

爸爸对宝宝说

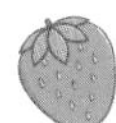

Day 5

逐渐增大的子宫会引起尿频、尿急。

是不是总想上厕所？这是因为逐渐增大的子宫会刺激到膀胱和肠道。膀胱受到刺激就会产生尿意，平躺时这种感觉会更加明显，因此起夜频率会增加。

Day 6

内裤要舒适、透气、弹性大。

是的，腰围逐渐变大了，可以考虑买孕期内裤了，毕竟之前的内裤可能会有点儿勒了……当然，有的人可能还不太明显，不过说实话，早买早省心，反正是迟早的事。

Day 7

下腹阵痛有可能是肠道问题。

偶尔会感觉肚子一阵一阵的疼痛？不要担心孩子，有可能是肠道的问题。

下周计划

- 准备建档医院需要的材料
-
-
-

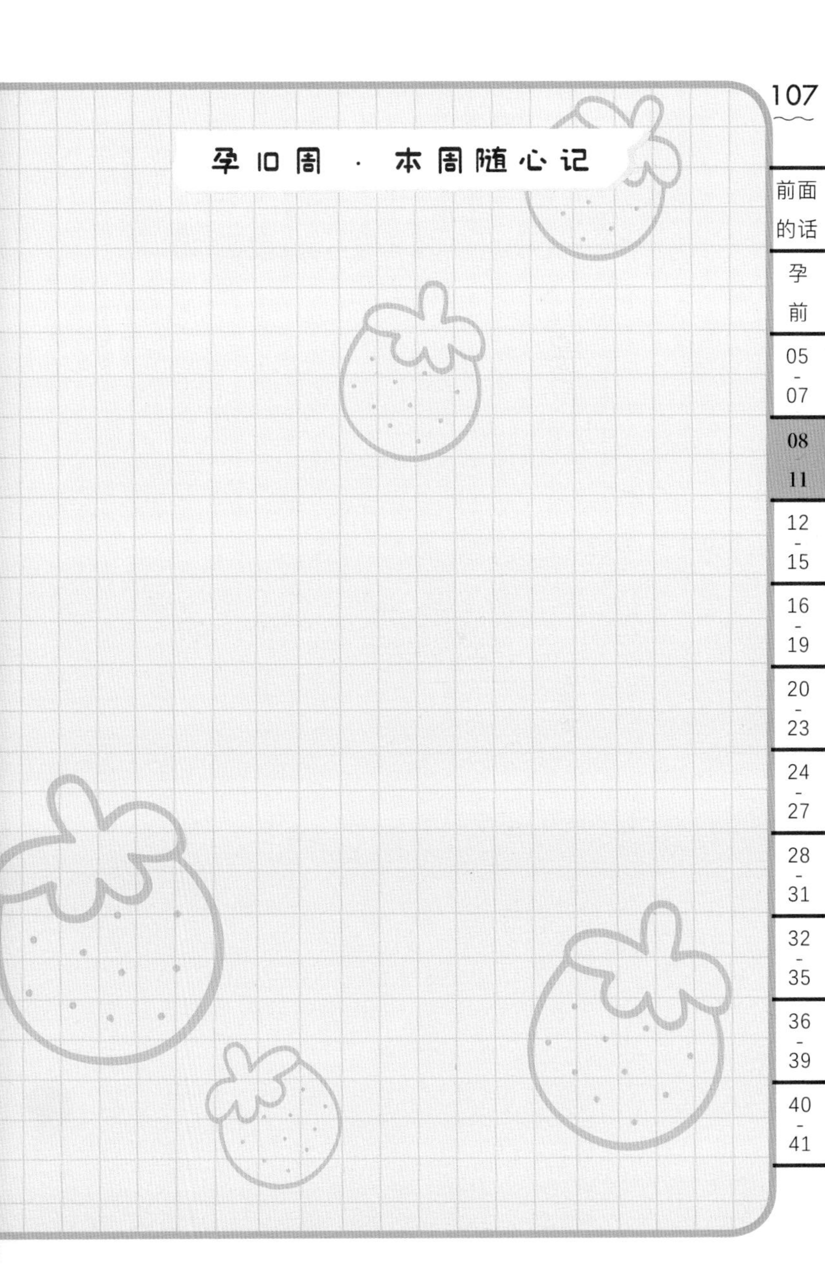
孕10周 · 本周随心记

孕11周

○月○日—○月○日

本周备忘

- 服用叶酸
- 测量血压

Day 1

每日油脂摄入量 25~30g。

孕期饮食不要太油腻，炒菜做饭要控制用油量，尽可能选择植物油，减少饱和脂肪酸和反式脂肪酸的摄入。哦，对了，那些小零食当中也有油脂啊！

Day 2

每日糖分摄入量控制在 50g 以内。

孕期摄入过多糖分容易导致体重增加、肥胖，使心血管疾病的患病风险增加。要注意，甜点、水果、饮料当中也含有大量糖分。

妈妈的身体情况

体重：

腹围：

血压：

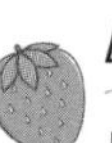

Day 3

坚持量血压，有必要时每天量一次。

还在坚持量血压吗？对于血压升高不要掉以轻心哦～尤其是有高血压家族遗传史或高血压既往病史的孕妇，最好要每天量一次。

Memory Card 随心记

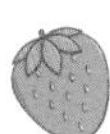

Day 4

经常通风换气可避免上呼吸道感染。

无论是在家还是在办公室，请记得经常开窗通风换气，避免室内长时间空气不流通。处于空气不流通场所，有可能导致上呼吸道感染。

妈妈对宝宝说

....

....

爸爸对宝宝说

....

....

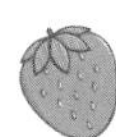

Day 5

不建议孕期做 X 线和 CT 检查。

说起辐射，我们能够接触到的辐射大概就是医院的 X 线及 CT 检查。孕期通常不需要做这些检查，特殊情况下（比如摔倒、车祸等），医生会权衡利弊做出合适的选择。

Day 6

搬抬或手拎重物可能挤压到胚胎。

徒手搬抬或拎重物等行为会因为发力点的问题导致腹腔压力不均，进而对子宫造成不同程度的挤压，对于还没有完全稳定的胚胎来讲，这不是什么好事情。

Day 7

明天去建档，记得要空腹。

明天就要去医院建档了，提前准备好建档医院要求的材料（一般是身份证、准生证、医保卡以及之前的化验检查结果等），今晚早点儿休息。记得明天早上要空腹！最好带上糖或者巧克力。

下周计划

- 第一次产检，空腹
-
-
-

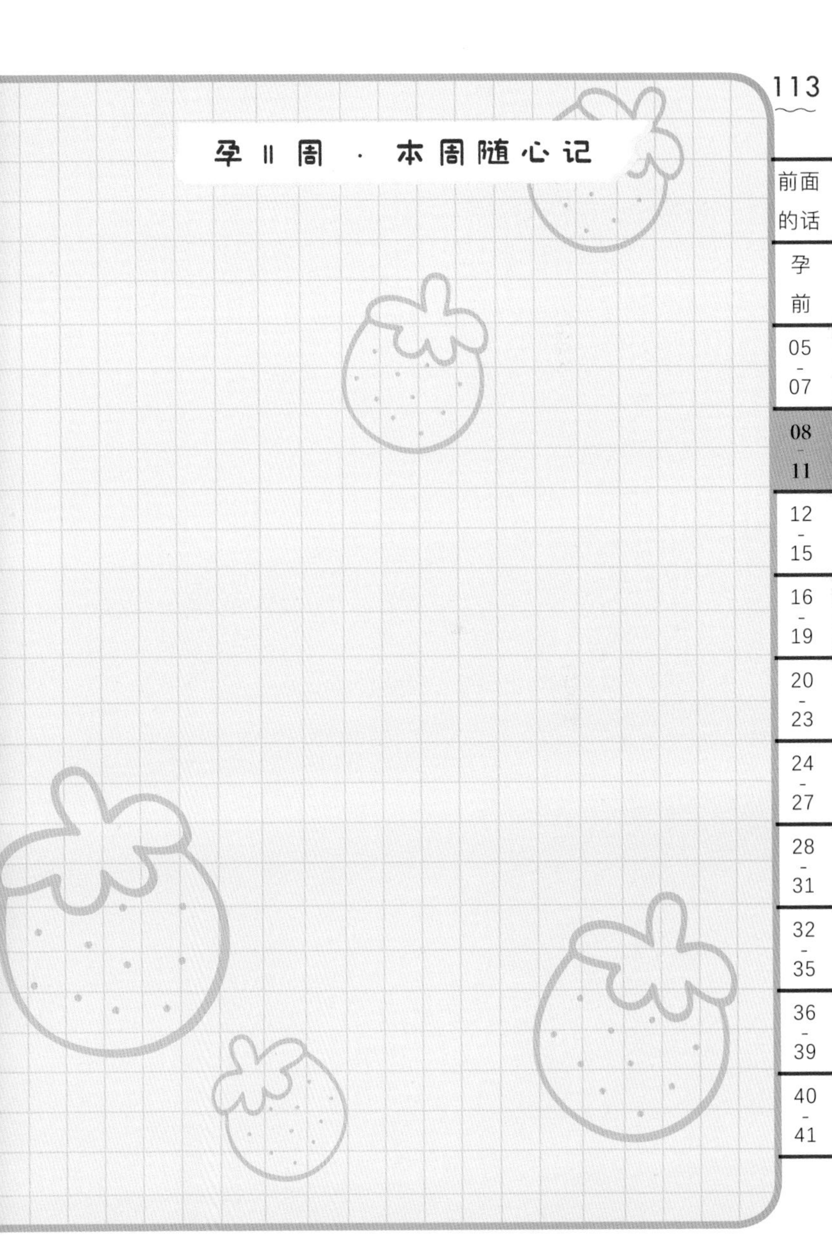

孕11周 · 本周随心记

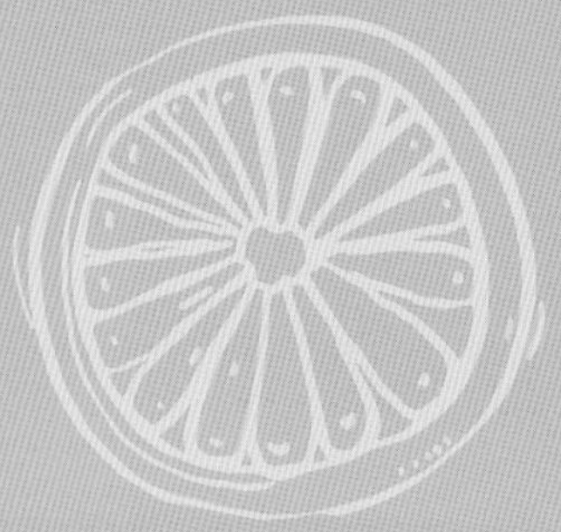
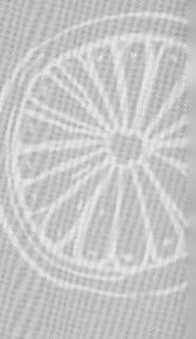

孕12周

○月○日—○月○日

本周备忘

- 服用叶酸
- 坚持运动

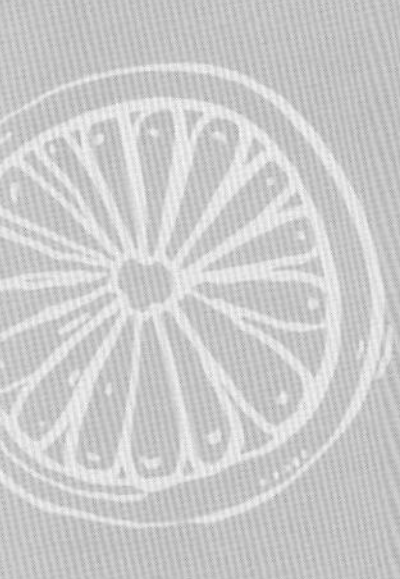

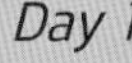

Day 1

第一次产检，不要紧张。

空腹的原因是因为要抽血化验，憋尿的原因是方便做B超，提醒你随身带上糖或巧克力是为了预防低血糖……快夸我！从本次开始每四周产检一次。

Day 2

NT<3mm 属于正常。

这次 B 超结果关注的重点是 NT 和孩子鼻梁高度，如果 NT 在 3mm 以下并且鼻梁高度正常，则可排除唐氏综合征的可能。

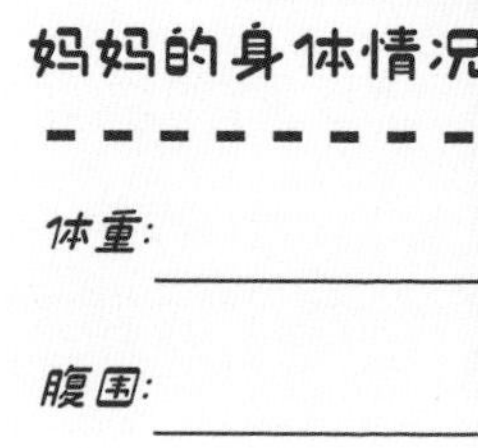

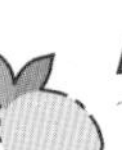

Day 3

所有产检资料务必专门保存。

建议准备专门的档案袋，按照时间顺序整理好每次产检的检查结果，一方面方便查找，另一方面也便于保存。

Memory Card 随心记

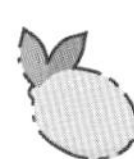

Day 4

胎儿的生殖系统开始发育。

胎儿这个阶段身长约9cm，体重约14g，外生殖器已经开始发育，可以通过B超判断其性别了，但在国内是不允许的。

妈妈对宝宝说

………………………………………………………………

………………………………………………………………

爸爸对宝宝说

………………………………………………………………

………………………………………………………………

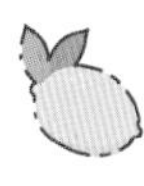

Day 5

下周开始可以停服叶酸。

叶酸吃完这一周就可以停了，因为胎儿神经系统发育的畸形高危阶段已经度过了。如果您同时在服用含有叶酸的复合维生素，也可以考虑继续服用，不用再单独补充叶酸。

Day 6

孕中期可以进行性生活。

从本周起就进入孕中期了，这个阶段胎儿发育平稳，也可以和老公做一些羞羞的事情了。不过还是要注意安全，尤其是要选择相对安全的姿势。

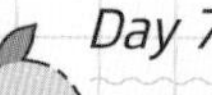

Day 7

妊娠期全身性瘙痒需要及时处理。

孕中期阶段会出现妊娠期痒疹，通常对称出现在四肢、躯干上部、上臂、股部等部位，伴有明显瘙痒，需要及时处理。

下周计划

- 停止服用叶酸
-
-
-

孕12周 · 本周随心记

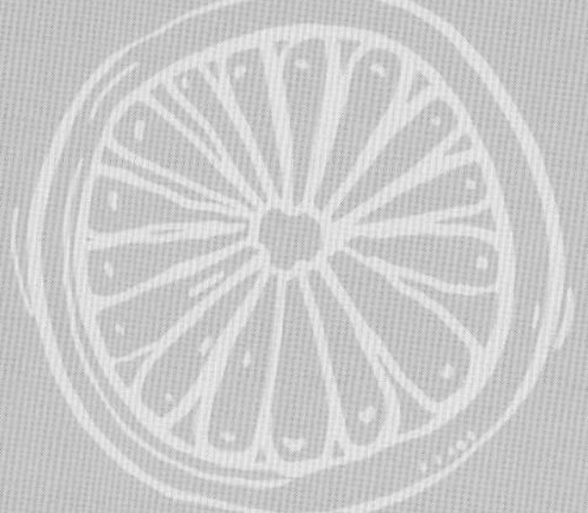
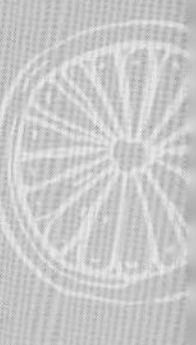

孕13周

〇月〇日—〇月〇日

本周备忘

- 坚持运动
- 测量血压

Day 1

犯困是正常反应。

有没有发现自己最近总是很困？别担心，这是受激素水平影响的正常反应。从现在开始就要试着接受之后可能在很长一段时间都睡不了好觉了，保守估计至少要到孩子三岁之后。

Day 2

尿频、尿急通常发生在夜里。

尿频、尿急的情况发生得更频繁了，甚至出现起夜的情况。是的，因为平躺的情况下，增大的子宫更容易刺激到膀胱……如果出现了尿痛、发热、腰痛等症状，要警惕泌尿系统感染。

妈妈的身体情况

体重：

腹围：

血压：

Day 3

含铁食物可预防孕期贫血。

血容量随着孕期的进展而不断增加，此时要小心贫血的发生。最好的预防方法就是多吃红肉（猪肉、牛肉、羊肉等）以及动物内脏。

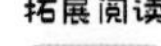

Memory Card 随心记

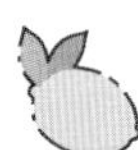

Day 4

1/3 的孕妇会患霉菌性阴道炎。

大概会有三分之一的孕妇会患霉菌性阴道炎，一般没有症状，不需要特殊处理，如果外阴瘙痒，可以考虑有针对性地使用小苏打稀释液清洗外阴。如果出现细菌性阴道炎，可以使用甲硝唑进行治疗，尽量避免大剂量(超过1g)使用。

妈妈对宝宝说

……………………………………………………………………

……………………………………………………………………

爸爸对宝宝说

……………………………………………………………………

……………………………………………………………………

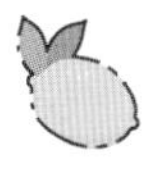

Day 5

质软宽松的鞋子可缓解下肢水肿的不适。

是不是发现自己以前的鞋有点儿紧了？那是因为孕期下肢容易水肿，一定要适当活动，尽量选择质软宽松的鞋子，最好留出一定的调节宽松度的空间。对于职场中的女性来讲，要避免长时间穿高跟鞋。

Day 6

新生儿溶血问题无须担心。

如果你是O型血，医生会提醒你新生儿溶血的事，不用担心，等到发生的时候再处理就好了，当然，就算发生了新生儿溶血也并不可怕。

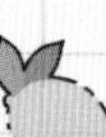

Day 7

孕期花费差异性较大。

聊一下整个孕期的主要花费吧。产检费用需要4000元左右，自然分娩2000~3000元，无痛分娩1000~2000元，剖宫产6000~10000元，住院费1000~2000元。（以当地实际收费为准）

下周计划

- 和老公一起制订家庭清洁计划
-
-
-

孕13周 · 本周随心记

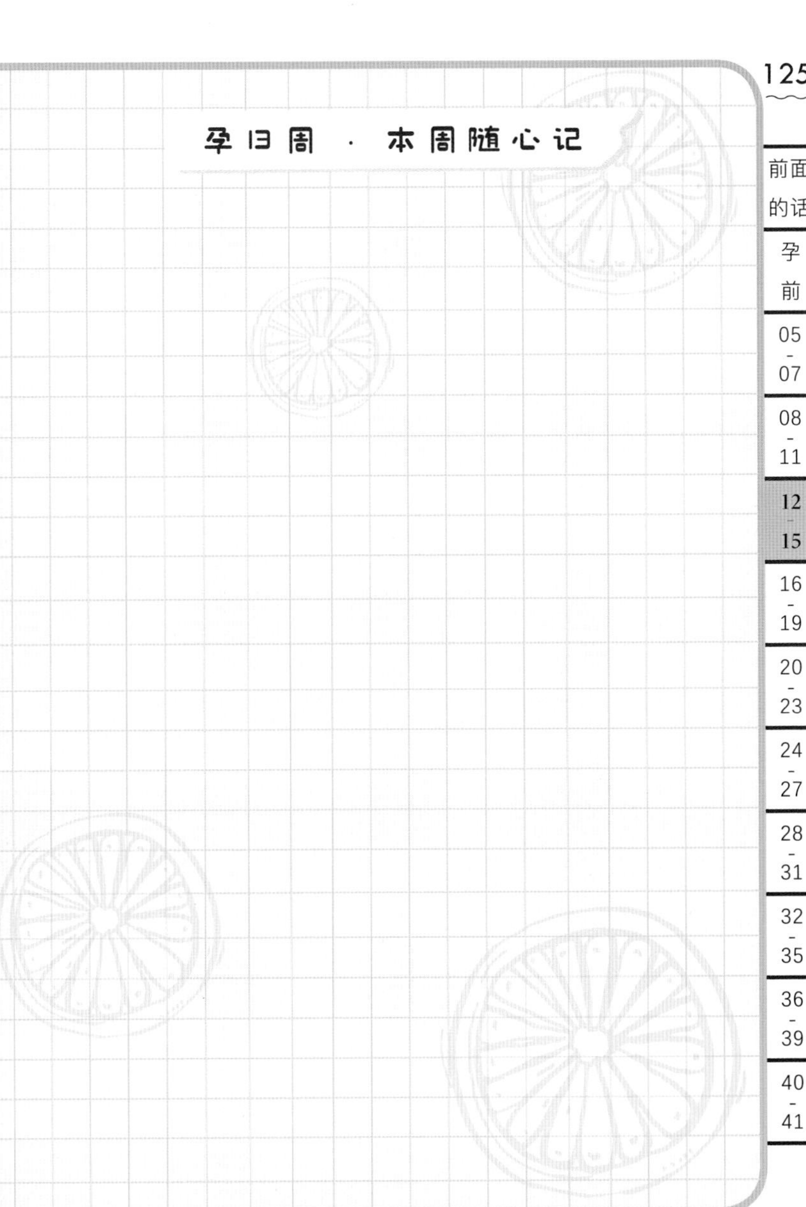

孕14周

○月○日—○月○日

本周备忘

- 坚持运动
- 每天喝水 ml

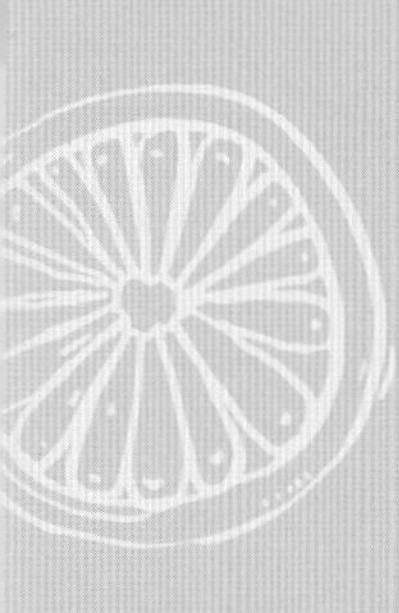

Day 1

每日需水量为 40 倍体重。

孕期需要补充大量水分，要知道水是生命之源。每天的需水量（ml）是体重（kg）的 40 倍，除了食物中本身含有的 1000~1200ml 水分外，剩下的都需要通过喝水来补充，千万不要因为会频繁上厕所就减少水分的摄入。

Day 2

能不用药尽量避免用药。

怀孕三个月后，药物导致胎儿畸形的概率下降，但是仍然有可能影响胎儿的发育。所以，谨记两个用药原则：1. 能不用药，尽量避免用药；2. 能不能用药，要听医生的。

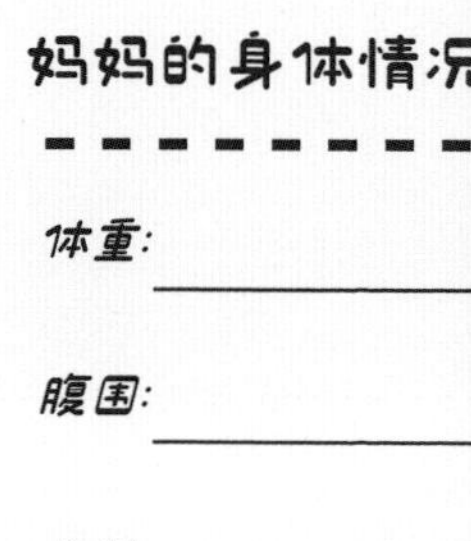

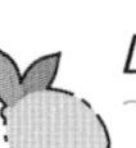

Day 3

乏力、疲困可能是贫血所致。

如果总是感觉到乏力、疲困、食欲不振、精神萎靡等，就要高度怀疑存在贫血的问题。轻度贫血可以通过食补改善，如果持续恶化的话，会发展为中重度贫血，这时准妈妈需要住院输液补铁或者输血。

Memory Card 随心记

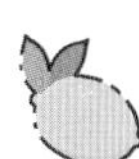

Day 4

工作期间每隔 1 小时活动 10 分钟。

在办公室工作时尽量避免久坐，每隔一个小时要站起来活动一下哦～这样可以有效地缓解下肢水肿的情况，同时可以降低阴道炎症的发生概率。

妈妈对宝宝说

....

....

爸爸对宝宝说

....

....

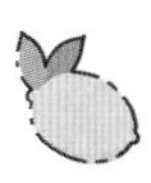

Day 5

做好家庭清洁可降低过敏症状。

比起食物过敏，吸入性的过敏更加常见，尤其是在家庭环境当中，要做好除尘螨、蟑螂等工作，同时注意降低空气湿度（保持在 60% 以下为宜），可以减少过敏症状。

Day 6

养宠物需要疫苗的保护。

如果家里有猫猫狗狗的话，也不用太担心，只要注射足够的疫苗预防到位，准妈妈和宠物是可以和平相处的。同时有宠物陪伴可以有效地缓解孕期的焦虑和不安。

拓展阅读

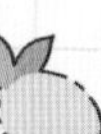

Day 7

手术可以在孕期 14~16 周进行。

一般我们不建议在孕期进行手术，但如果需要做卵巢上的手术，建议在孕 14~16 周进行。

下周计划

- 制定一份孕期书单
-
-
-

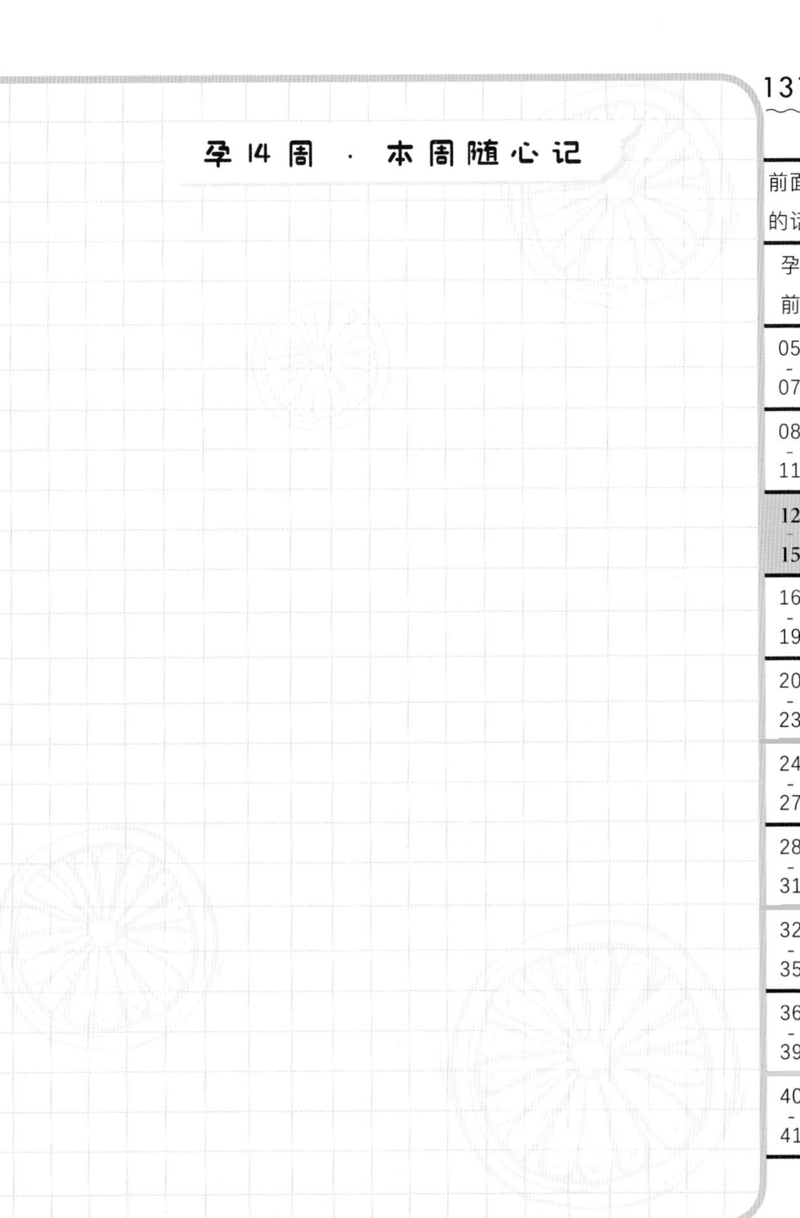

孕14周 · 本周随心记

前面的话
孕前
05-07
08-11
12-15
16-19
20-23
24-27
28-31
32-35
36-39
40-41

孕15周

○月○日—○月○日

本周备忘

- 多喝水
- 测量血压

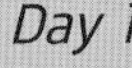

Day 1

每天主食量 400~500g。

“一个人吃两个人的量”这种错误观点请务必消除在我们这一代……这个阶段的食量有所增加，但每天的主食量保持在 400~500g 就足够了，此外，尽量少食多餐。

Day 2

多吃蔬菜、水果可缓解孕期便秘。

增大的子宫有可能会压迫到肠道导致便秘，建议准妈妈们尽量多吃容易消化、富含纤维素的蔬菜和水果，可有效缓解便秘情况。

妈妈的身体情况

体重：

腹围：

血压：

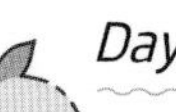

Day 3

增加蛋白质的摄入量。

进入孕中期，胎儿的发育需要更多的蛋白质，所以，我们建议孕 4~6 个月的时候每天蛋白质的摄入量增加 15g，肉、蛋、奶都属于优质蛋白，推荐食用。

Memory Card 随心记

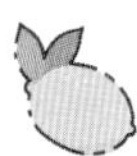

Day 4

医用弹力袜可以缓解下肢水肿。

久坐会导致下肢水肿，这种情况通常可以通过适当的走动来缓解，如果活动后水肿没有得到改善，可以考虑使用医用弹力袜。

妈妈对宝宝说

……………………………………………………

……………………………………………………

爸爸对宝宝说

……………………………………………………

……………………………………………………

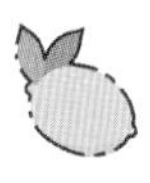

Day 5

神经管畸形是胎儿常见畸形。

在孕 15~22 周通过抽血检查甲胎蛋白和做 B 超，可以筛查神经管畸形的情况。

Day 6

无须过度担心胎儿发育情况。

干点儿别的吧，你能为胎儿做的事情很有限，它的好坏你很难决定。你要做的是把自己的生活和工作安排好，可以通过看书、种花、听音乐等方式转移注意力，不必过度担心和焦虑。

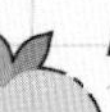

Day 7

明天第二次产检，需要空腹！

去医院进行第二次产检的时候，需要携带第一次的检查结果。当然，如果在此之前发现身体有异常情况，务必尽早就诊。记得明天早上要空腹！带上糖或者巧克力。

下周计划

- 第二次产检，空腹，带上次检查结果
-
-
-

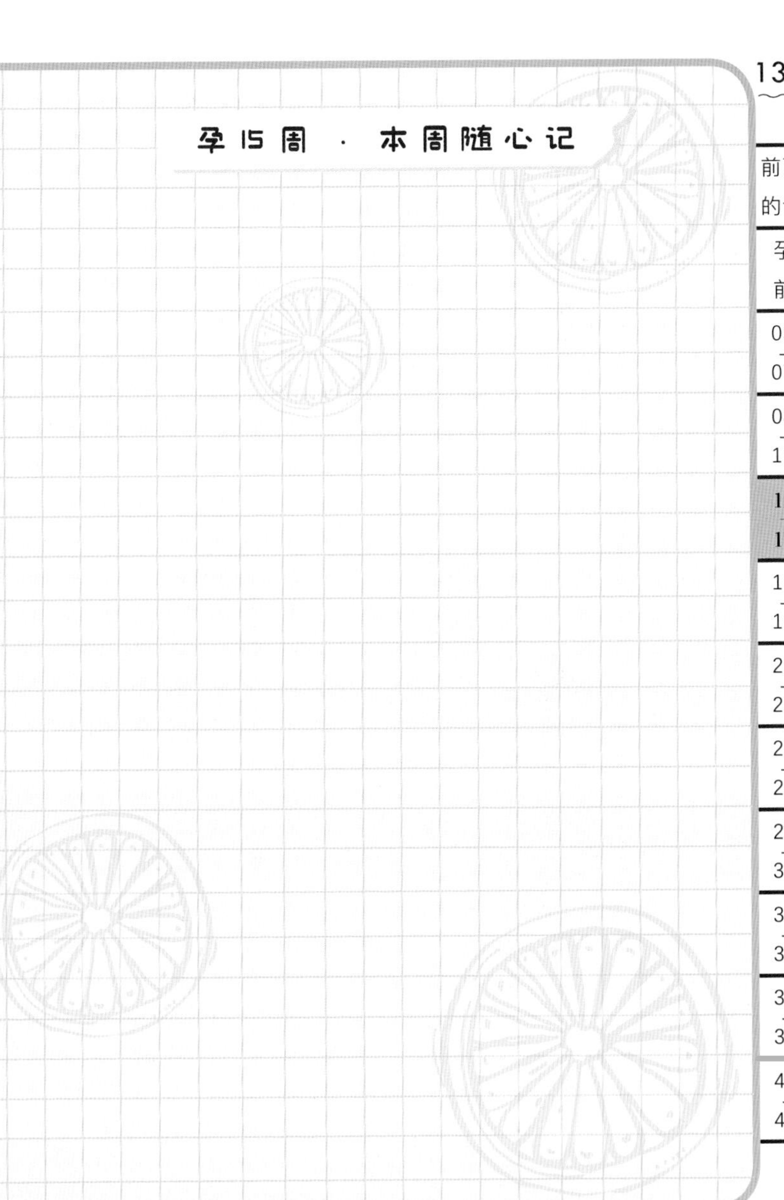

孕15周 · 本周随心记

孕16周

〇月〇日—〇月〇日

本周备忘

- 每天补钙
- 坚持运动

Day 1

开始记录宫高和腹围。

自第二次产检开始，每次宫高、腹围的测量值都会记录在产检表中，可初步判断胎儿大小是否符合孕周应发育标准。

Day 2

胎心的正常值是 110~160 次 / 分。

以后每次产检时，医生都会听一听胎心，正常的胎儿心率在 110~160 次 / 分，偶尔有波动也不必紧张。

妈妈的身体情况

体重：______

腹围：______

血压：______

Day 3

唐筛结果提示发生染色体异常的概率。

唐筛的结果分为：高风险、灰区、低风险。如果是前两种结果，需要考虑做无创 DNA 或羊水穿刺进行确诊。建议年龄超过 35 岁或者是双胎妊娠的准妈妈选择羊水穿刺。

拓展阅读

Memory Card 随心记

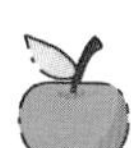

Day 4

本周起保证每天钙摄入量达1000mg。

从这周开始就要注意钙的摄入了，因为胎儿要开始发育骨骼了，每天的摄入量以1000mg为宜。一般饮食当中含钙量为300mg，剩下的需要通过牛奶、酸奶或钙片来补充。

妈妈对宝宝说

……………………………………………………

……………………………………………………

爸爸对宝宝说

……………………………………………………

……………………………………………………

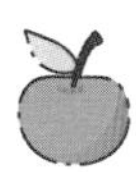

Day 5

关注一下自己的体重变化吧！

来吧，上个秤吧！看看你的体重是多少……一定要每周测量和记录自己的体重，这关系到整个孕期体重增加的额度范围有多少。体质指数（BMI）= 体重（kg）÷ 身高（m）^{2}。

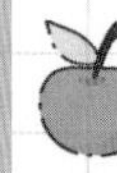

Day 6

有的准妈妈能感觉到胎动了。

有些准妈妈这时可以感觉到胎动了，像吐泡泡或者小鱼滑动……不过，大多数人在 20 周左右才有明显感觉。所以，没有感觉到也不要紧。

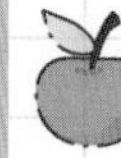

Day 7

胎儿不是越大越好。

从现在开始摒弃胎儿越大越好的观念，超过 4000g 的胎儿我们称为巨大儿，可能会造成肩难产或剖宫产，一定要控制住体重。

下周计划

- 检查浴室的防滑措施
-
-
-

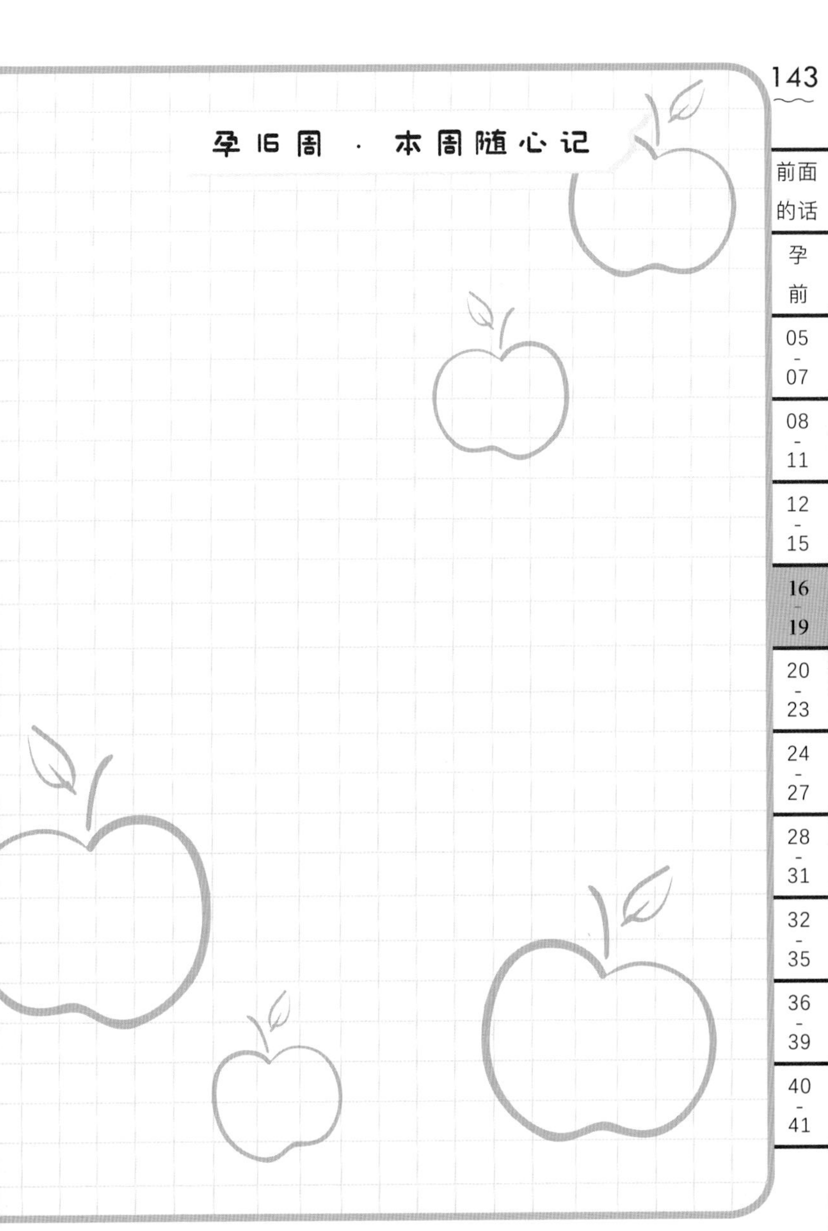

孕16周 · 本周随心记

孕17周

〇月〇日—〇月〇日

本周备忘

- 补钙
- 测量血压

Day 1

产检结果听医生解读。

如果产检结果有异常，可能是怀孕本身导致的，不要过分担心，如果有不明白的地方，可以找医生咨询，不建议自行上网查找资料，容易被误导。当然，如果是很明显的问题，医生都会在第一时间告诉你。

Day 2

子宫畸形并不一定影响胎儿发育。

子宫畸形有可能对胎儿发育造成影响，但是，也同样可以使胎儿正常发育并顺利分娩，不用太担心。

妈妈的身体情况

体重：________

腹围：________

血压：________

Day 3

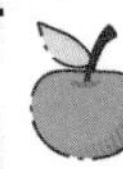

双胎妊娠可能面临更多风险。

双胎妊娠虽然只是多了一胎，但是面临的风险是远超过单胎妊娠的。不仅对母体如此，双胎之间也存在竞争和抢夺的关系。

拓展阅读

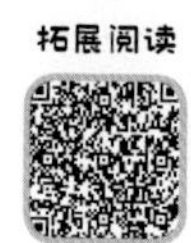

Memory Card 随心记

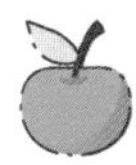

Day 4

孕期用药可参考药物安全等级。

孕期用药要看药物安全性，一般来讲 A、B、C 级药物可以使用，D 和 X 级药物尽量避免使用。

妈妈对宝宝说

....

....

爸爸对宝宝说

....

....

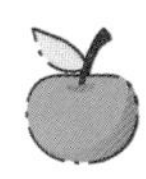

Day 5

体温超过 38.5℃需及时就诊。

一般来讲，准妈妈的体温不超过 38.5℃无须使用降温药，如果超过 38.5℃须到医院发热门诊就诊。孕妇体温超过 40℃并且持续时间超过 24 小时会对胎儿发育产生影响。

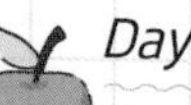

Day 6

防滑垫和扶手是浴室必备品。

检查一下家里的浴室有防滑垫和扶手吗？如果没有的话，需要尽快安装哦！不要等摔倒了才想起来。

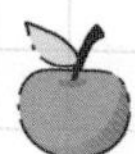

Day 7

减少摄入产气类食物可缓解肠道胀气。

通常在受到孕期激素水平影响及增大子宫的压迫下，肠道蠕动变得缓慢，并且会频繁出现肠道胀气、排气的情况，可以通过减少产气类食物的摄入来缓解，比如少食用乳制品、豆制品、碳酸饮料等。

下周计划

- 做一次全面的口腔检查
-
-
-

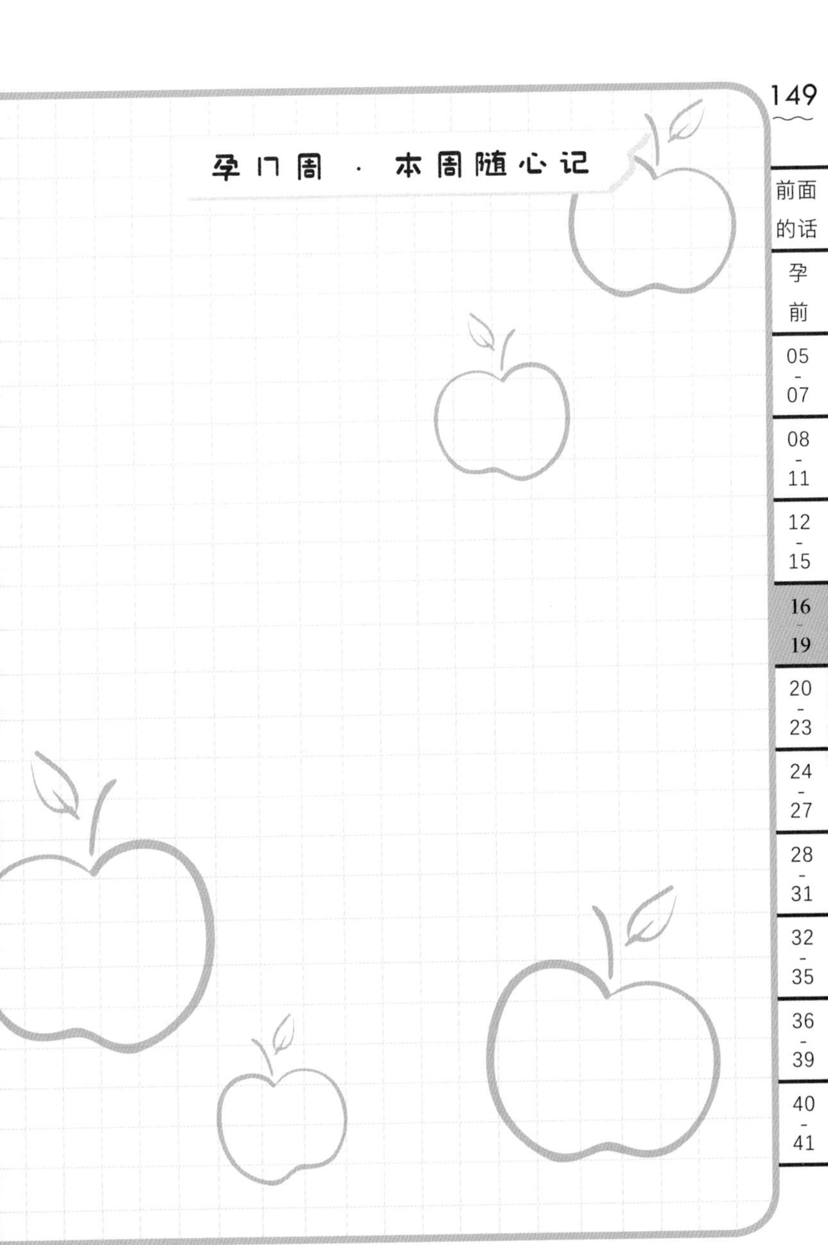

孕17周 · 本周随心记

孕18周

○月○日—○月○日

本周备忘

- 坚持运动
- 保持足够的水分摄入

Day 1

灭活疫苗可以接种。

对于孕妈妈来讲，灭活疫苗在有指征的情况下可以使用，比如，流感疫苗、狂犬疫苗等。而减毒活疫苗则存在高风险，不建议使用。

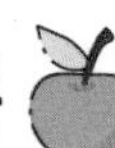

Day 2

胎儿的脏器发育可用超声进行筛查。

一般在孕 18~24 周使用超声对胎儿各个脏器发育进行筛查，有条件的话也可以进行先天性心脏病筛查，最佳时间是孕 20~22 周。

妈妈的身体情况

体重：

腹围：

血压：

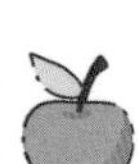

Day 3

B 超准确率是 50%~70%。

孕期进行各项检查的目的是为了反复确认胎儿的发育是否正常，但也不是绝对准确，比如 B 超的准确率在 50%~70%。

Memory Card 随心记

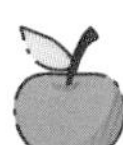

Day 4

口腔清洁很重要。

孕期受大量雌激素的影响，牙龈会增厚，变得容易充血、水肿、出血等，所以一定要注意口腔清洁问题。

妈妈对宝宝说

....

....

爸爸对宝宝说

....

....

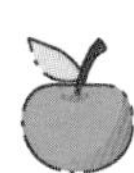

Day 5

偶尔会出现腰酸背疼。

可以明显感觉到盆底压迫的不适感了，有的时候是大腿根，有的时候是耻骨联合上方。

Day 6

警惕体位性低血压。

体位性低血压是指因为体位改变而导致的短时间内血压降低，容易眼前一黑，啪，晕倒……准妈妈要避免过猛地站起来或者蹲下，以防晕倒……

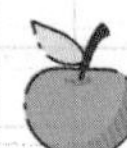

Day 7

密切关注甲状腺功能。

应注意关注甲状腺功能。如果 TSH 高于 2.5ml U/L，通常会诊断为妊娠合并亚临床甲状腺功能减低，有可能会影响胎儿身体及智力发育，必要时需要使用优甲乐治疗。

下周计划

- 了解一下盆底肌训练
-
-
-

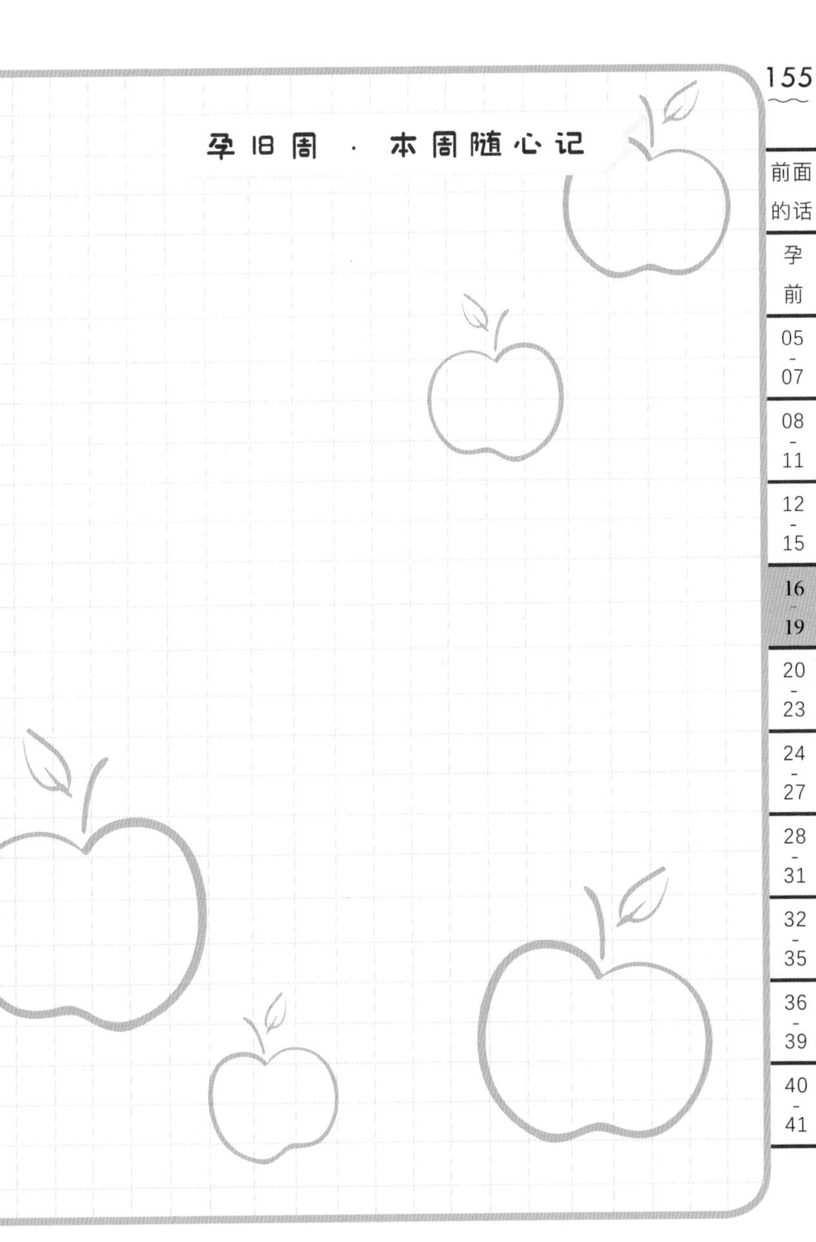
孕18周 · 本周随心记

孕19周

○月○日—○月○日

本周备忘

- 补钙
- 测量血压

Day 1

妊娠纹无法完全去除。

除了增大的子宫提醒你怀孕以外，还有妊娠纹在不断提醒你……哦，对了，那些去除妊娠纹的产品，并没有什么意义。

Day 2

不建议使用止汗露。

你发现自己怀孕之后特别爱出汗了吗？是的，这也是孕期的特点，但是止汗露的成分当中含有氯化铝和乌洛托品（分解产生甲醛），对胎儿发育有影响，因此不推荐使用，医生更推荐的是勤洗澡。

妈妈的身体情况

体重：________

腹围：________

血压：________

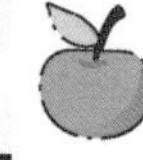

Day 3

吃冷冻食物要警惕李斯特菌。

孕期感染李斯特菌有可能对胎儿造成巨大的影响，一定要小心。以下这些食物要警惕：冷藏的熟鸡肉及加工肉类（火腿、午餐肉等）、刺身、生鸡蛋、未清洗的蔬菜、软质冰激凌、未消毒的牛奶或果汁、软质奶酪等。

Memory Card 随心记

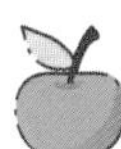

Day 4

阴道瘙痒要警惕宫内感染。

孕期出现阴道瘙痒、分泌物黄绿色、脓血样并伴有恶臭味等情况，请第一时间到医院检查白带常规，这是宫内感染的信号，必要时需要使用抗生素治疗。

妈妈对宝宝说

……………………………………………………

……………………………………………………

爸爸对宝宝说

……………………………………………………

……………………………………………………

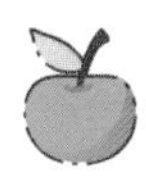

Day 5

偶尔可以感觉到胎儿在翻滚。

慢慢地你可以感觉到胎儿在肚子里拳打脚踢、翻滚游动。这个阶段并不要求数胎动。

Day 6

子宫增大至脐下两指的位置。

这个时候的子宫在肚脐下两公分左右的位置，你可以清楚地摸到，可以试着摸摸看，放心，正常抚摩是没有问题的。

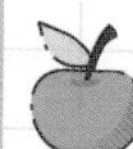

Day 7

盆底肌群功能对分娩至关重要。

可以开展针对盆底肌群的专项训练了，比如凯格尔运动、瑜伽、散步、游泳等。这些锻炼可以增加盆底肌群功能，对分娩会起到至关重要的作用。

拓展阅读

下周计划

- 第三次产检，做大排畸B超
-
-
-

孕19周 · 本周随心记

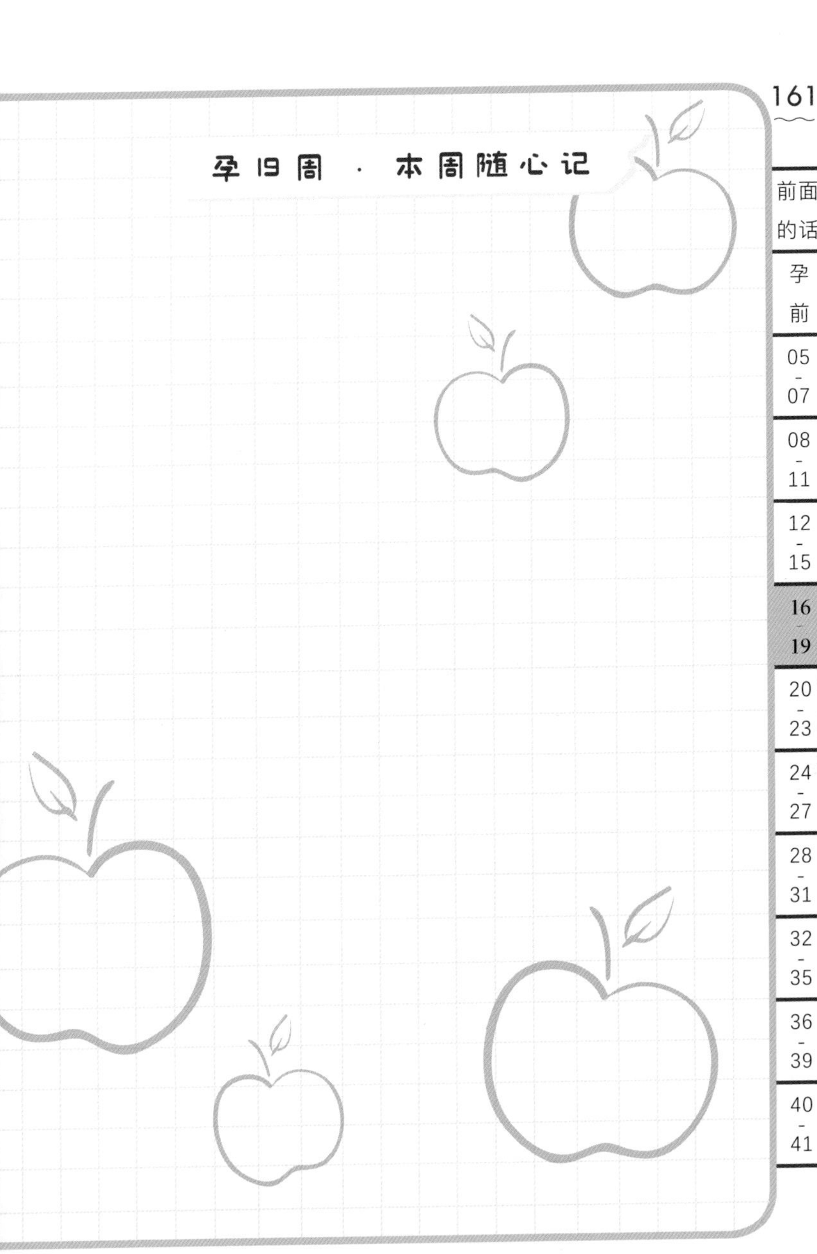

孕20周

〇月〇日 — 〇月〇日

本周备忘

- 开始盆底肌训练
- 测量血压

Day 1

大排畸 B 超本质无差别。

人们所说的彩超，三维、四维 B 超等都是大排畸 B 超。只是随着 B 超技术水平的发展，有了三维构建和视频录制的技术，所以起了不同的名字，但本质一样，不用刻意追求做贵的。

Day 2

大排畸B超可用于发现胎儿畸形。

通过B超可以发现常见的胎儿畸形，比如，无脑儿、脑积水、开放性脊柱裂、脑脊膜膨出、唇腭裂、先天性心脏病等。一经发现，请尽快处理。当然，你可能最关注的还是看到孩子的小脸儿！

妈妈的身体情况

体重：

腹围：

血压：

Day 3

脐带绕颈并不可怕。

如果在B超中看到了脐带绕颈，请不要惊慌，孩子多半会再绕出来，通常不影响胎儿氧气和养料的供给，你可以想象那首歌：我像只鱼儿在你的荷塘……

Memory Card 随心记

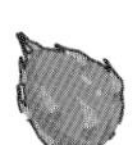

Day 4

炉甘石洗剂可缓解局部皮疹及瘙痒。

有些准妈妈会在孕期出现局部的皮疹，大多伴有瘙痒，可使用“炉甘石洗剂”来缓解症状。如果未能缓解，同时瘙痒的情况加重、范围扩大，则需要及时就诊。

妈妈对宝宝说

……………………………………

……………………………………

爸爸对宝宝说

……………………………………

……………………………………

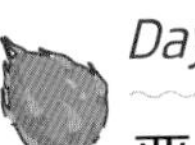

Day 5

严重便秘可用乳果糖促进排便。

因为子宫的增大会压迫到肠道，所以便秘的情况有所加重，注意饮水及饮食调整，增加纤维素的摄入。但是严重的便秘仅靠食疗也无法解决，必要时需要配合使用乳果糖促进排便。

Day 6

胎儿进入发育高峰，胎动更加明显。

这时的胎儿身长达 25cm，体重约 320g，并且有了吞咽和排尿的功能。注意，从现在开始，胎儿进入发育高峰期！同时，胎儿的动作会更加明显一些。

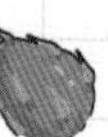

Day 7

开车时安全带要系在腹部下沿。

孕期开车要小心，必须严格遵守交通规则，正确佩戴安全带，安全带要系在腹部下沿，不要横在腹部中间，开车时间建议在两小时内。虽然胎儿有羊水保护，但也禁不住意外的折腾啊！

下周计划

- 选购孕妇装
-
-
-

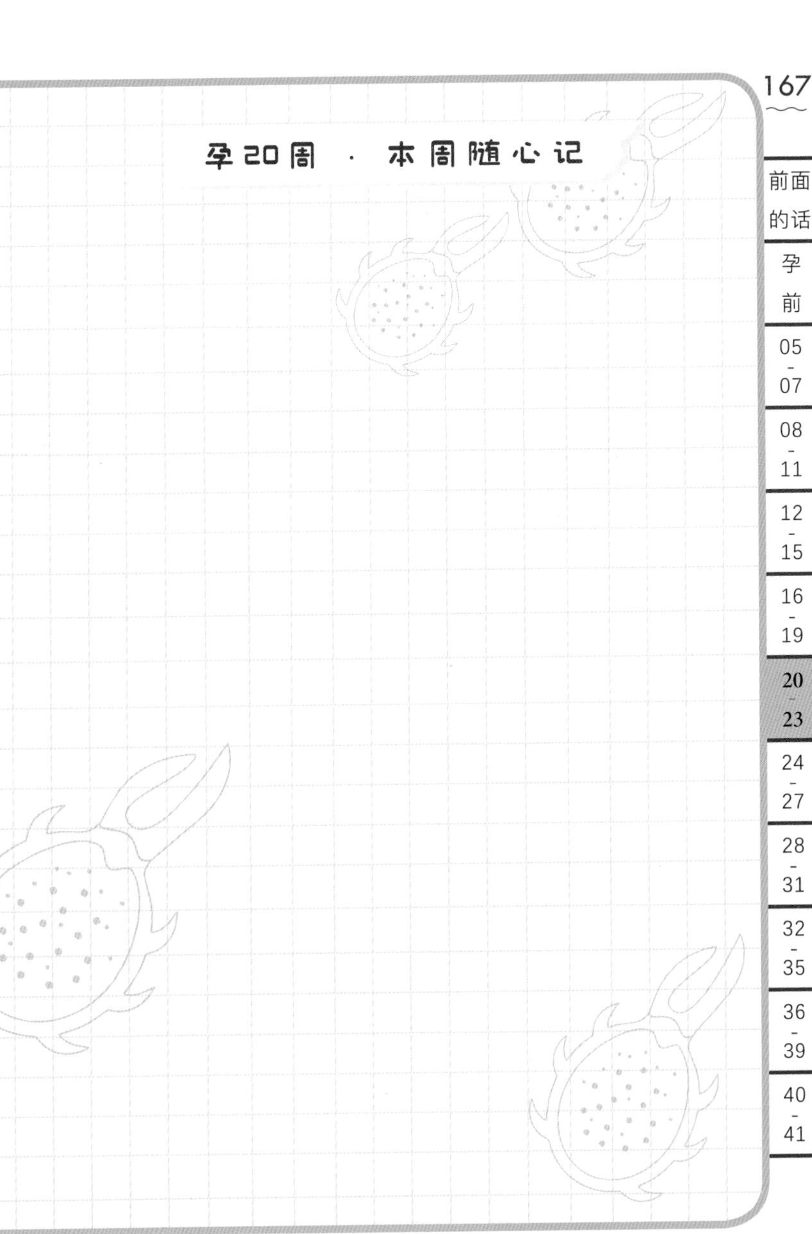

孕20周 · 本周随心记

孕21周

〇月〇日—〇月〇日

本周备忘

- 坚持运动
- 多喝水

Day 1

羊水量开始增多。

随着胎儿排尿功能的发育，羊水量开始增多，其主要成分是胎儿的尿液，其中99%都是水，其pH值为7.0~7.5，偏碱性，区别于偏酸性的阴道分泌物。

Day 2

不要挑战平时没有吃过的食物。

在饮食方面尽量避免以往没有吃过的食物，主要是避免过敏的发生，因为严重的过敏会对胎儿产生不利的影响。

妈妈的身体情况

体重：

腹围：

血压：

Day 3

小腿抽筋可能是不宁腿综合征。

不宁腿综合征在孕期的发生率为11%~27%，表现为小腿肌肉深部的明显不适和痉挛。通常发生在孕中晚期夜间睡眠的时候，不需要用药，只需要下床走几步即可缓解。

Memory Card 随心记

Day 4

床垫尽量不要太软。

孕期尽量别选择太软的床垫，否则会增加腰部的受力，同时也会让起床变得更加困难，最好选择跟腰部贴合良好的床垫。

妈妈对宝宝说

....

....

爸爸对宝宝说

....

....

Day 5

良好的心肺功能靠运动维持。

保持良好的运动习惯对于循环系统及呼吸系统都有益处，尤其是在孕期身体负荷增加的情况下。

Day 6

腹部逐渐隆起，显怀了。

要开始注意自己的行动咯，因为子宫的增大会导致身体重心前移，活动时尽量小心，尤其是要时刻注意脚下的物体，谨防滑倒、绊倒。

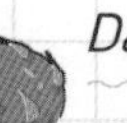

Day 7

孕妇装重点关注材质和宽松度。

可以考虑选购孕妇装了，首先要考虑选择柔软、透气和吸水性能较好的材质，同时要关注设计是否宽松以及是否易穿脱，最好选择可调节式的设计。

下周计划

- 计划一次和老公的约会吧
-
-
-

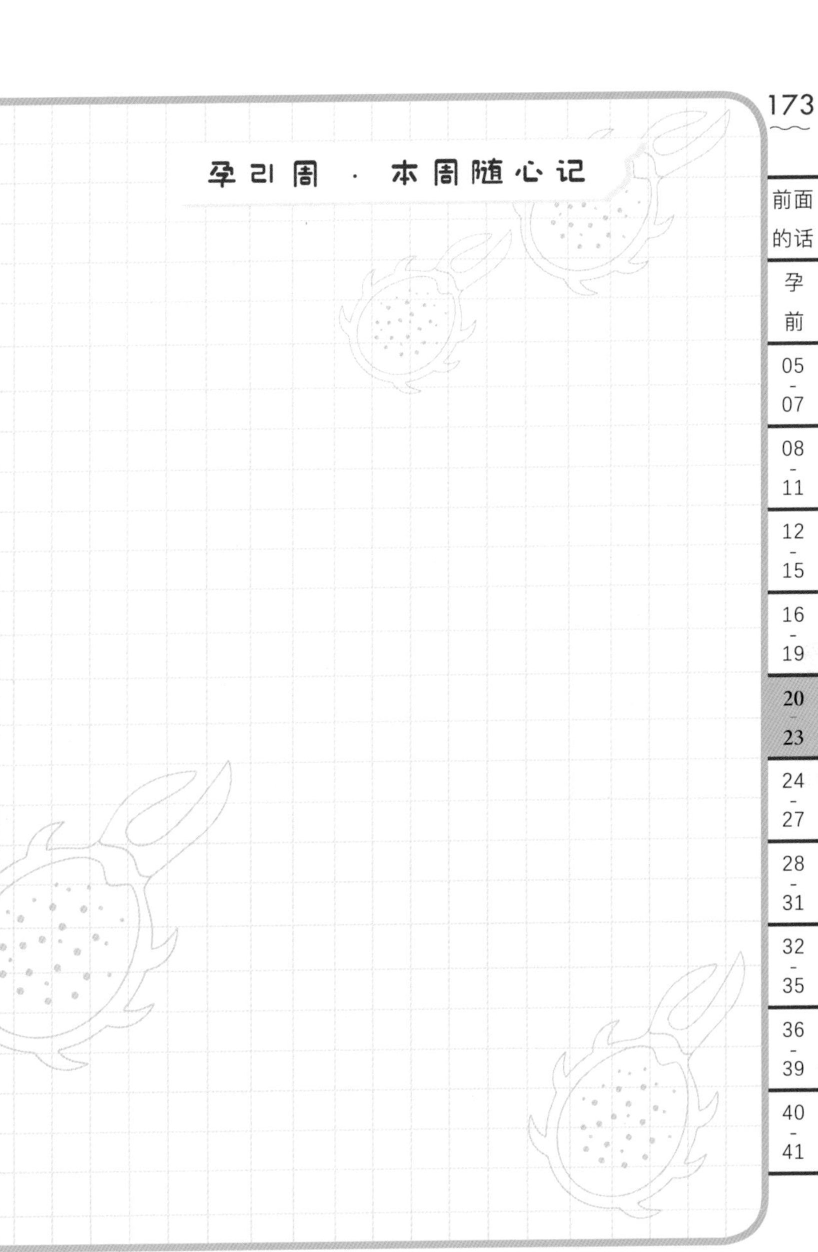

孕21周 · 本周随心记

前面的话
孕前
05-07
08-11
12-15
16-19
20-23
24-27
28-31
32-35
36-39
40-41

孕22周

〇月〇日—〇月〇日

本周备忘

- 坚持运动
- 补钙

Day 1

胎儿面部是电脑模拟图。

这时的胎儿体重约 350g，身长 19cm，小鼻子、小眼儿已经初具规模。不过在 B 超中看到的胎儿面部是计算机通过多重图片分析构建出来的模拟图。

Day 2

睡眠姿势应以左侧卧位为主。

孕期睡觉姿势以侧卧位为主，推荐左侧卧位（左倾 15~30°），这样可以降低子宫压迫到盆腹腔大血管的风险，从而降低胎儿宫内缺氧的风险。放心，不会压到孩子的。如果双下肢水肿憋胀，可以考虑仰卧位并把双下肢抬高于心脏平面。

妈妈的身体情况

体重: ________

腹围: ________

血压: ________

Day 3

孕妇专用枕头可以缓解四肢发麻。

有时候睡醒之后会出现腿麻和手麻的情况，或者一侧睡得时间长了腰背部及腿部会酸胀，这是因为长期压迫导致局部血液回流受阻所导致。可以尝试使用孕妇专用枕头来减少对肢体的压迫，从而缓解这样的情况。

Memory Card 随心记

Day 4

夜间尿量会多于日间。

夜尿明显增多，很久没有完整地睡一夜了吧？这是因为孕期仰卧位会增加尿量，所以一般夜间尿量会多于日间。

妈妈对宝宝说

....

....

爸爸对宝宝说

....

....

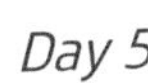

Day 5

保持良好的心情利于胎儿健康发育。

孕期保持良好的心情很重要，长时间的情绪低落有可能影响孕妇的饮食、睡眠等进而影响胎儿的发育。

Day 6

看电影和唱 KTV 需谨防呼吸不畅。

孕期可以去看电影，也可以去唱 KTV。一方面，胎儿的听力会在 25 周后慢慢发展出来，之前是感受不到声音的；另一方面，就算胎儿有了听力，只要环境中的声音分贝在准妈妈的耐受范围内，那么胎儿就不会受到什么影响。

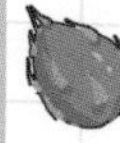

Day 7

孕期很容易得痔疮。

拓展阅读

准妈妈很容易在孕期得痔疮，症状轻微的话，建议选择温水坐浴或者涂抹软膏治疗，如果情况加重，有可能需要手术。

下周计划

- 周末去逛街买买买
-
-
-

孕22周 · 本周随心记

孕23周

○月○日—○月○日

本周备忘

- 多喝水
- 测量血压

Day 1

胎儿一次睡眠 45~60 分钟。

偶尔会感觉不到胎动，不要担心，胎儿有可能在睡觉。是的，小家伙也需要休息，一次睡眠的时间是 45~60 分钟。

Day 2

眼花或视物模糊要谨防血压问题。

孕期要养成良好的用眼习惯，当出现眼花、视物模糊时，需要警惕是血压升高所致。

妈妈的身体情况

体重：________

腹围：________

血压：________

Day 3

淋浴时间尽量控制在 15 分钟左右。

孕期洗澡建议采用淋浴的方式，水温适中，保持通风，不要锁门，时间尽量控制在 15 分钟左右。

Memory Card 随心记

Day 4

色素沉积可在产后自行减淡。

色素沉积是孕期皮肤发生的最明显的改变，尤其容易发生在面部、颈部、胸部、腹部等。比如脸部出现色素斑，腹部中间出现一条黑线，乳晕颜色加重等。不用担心，这是激素影响的结果，产后会自行慢慢减淡。

妈妈对宝宝说

……………………………………………………

……………………………………………………

爸爸对宝宝说

……………………………………………………

……………………………………………………

Day 5

出门逛街最好有人陪伴。

孕期出门逛街是一个不错的选择，既可以运动，还可以买买买……毕竟看着那些可爱的孩子衣服，心情也会好起来。不过，逛街的时候最好有家人或闺蜜陪同。

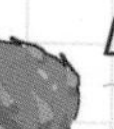

Day 6

产检前不用刻意美化结果。

需要提醒的是，在做检查之前不用为了一个良好的检查结果而刻意提前准备，这样美化的结果没有意义，有时候甚至会隐藏真正的病情。

Day 7

明天检查糖耐量，注意要空腹。

如果明天要做糖耐量的话，建议今晚 10 点之后就不要进食了。哦，对了，检查当天要空腹。

下周计划

- 第四次产检，做糖耐量试验
-
-
-

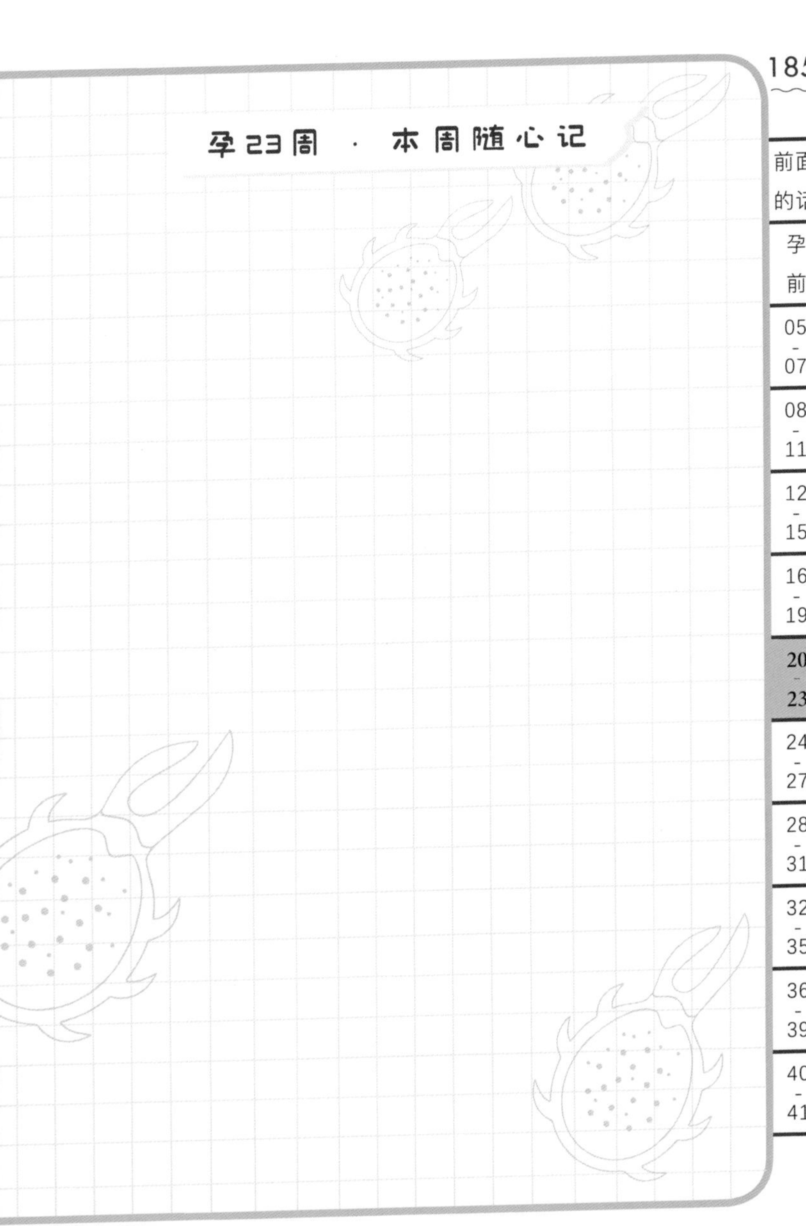

孕23周 · 本周随心记

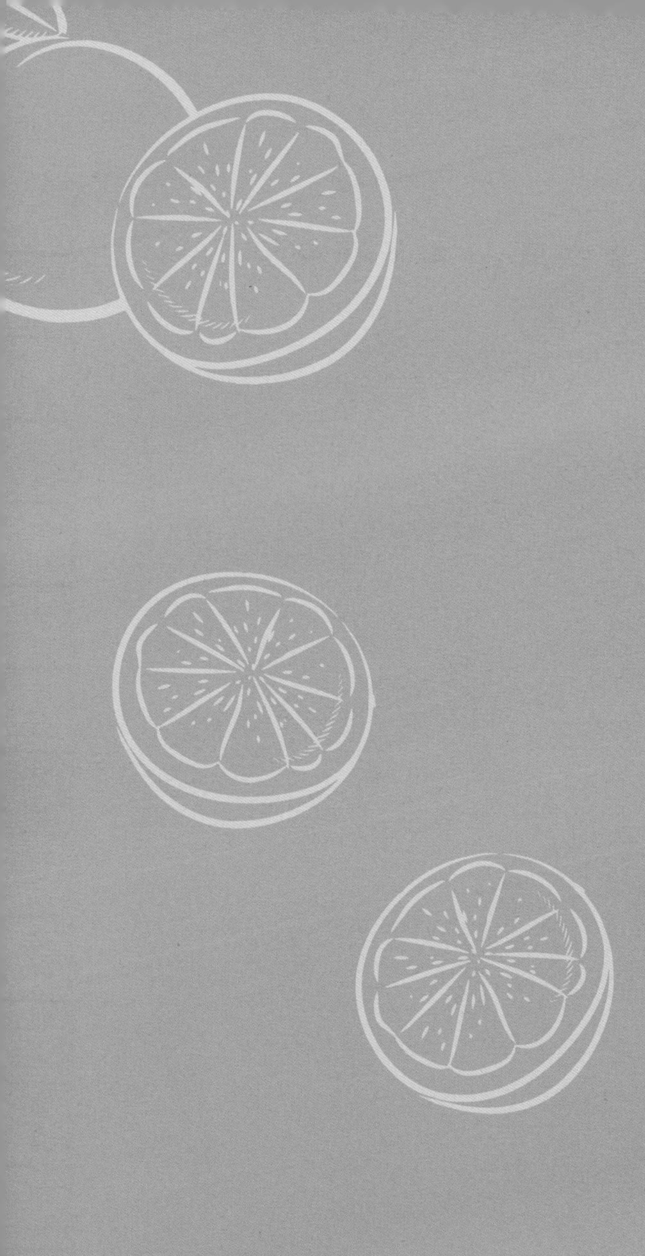

孕24周

〇月〇日—〇月〇日

本周备忘

- 坚持运动
- 补钙

Day 1

产检重点是糖耐量试验。

拓展阅读

第四次产检的重点是糖耐量试验（OGTT），俗称“喝糖水”，重点是要检查孕妇血糖的问题。记住这三个数：5.1—10.0—8.5，分别代表空腹——餐后一小时——餐后两小时的血糖值。如果有任何一项或多项超过所列值，就会被诊断为妊娠期糖尿病，需要去营养科和内分泌科就诊。

Day 2

血糖异常可能导致巨大儿或羊水过多。

如果产检发现血糖有问题，要引起足够的重视，一定要做到“管住嘴、迈开腿”，这些自我约束对胎儿发育至关重要，否则将会导致羊水过多，或者面临巨大儿分娩时进退两难的处境。

妈妈的身体情况

体重:________

腹围:________

血压:________

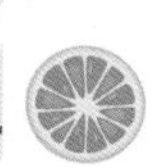

Day 3

24周早产儿也可以得到良好救治。

一般来讲，我们把28周之后到37周之前的分娩称为早产。目前随着医疗水平的进展，即使24周早产的孩子也可以得到良好的救治。

Memory Card 随心记

Day 4

局部子宫发硬或发紧并不是宫缩。

偶尔会发现子宫发硬，不用担心，这是胎儿在发育高峰期活动更加明显，从而引起的子宫发紧、发硬，通常缺乏规律，这是跟宫缩最大的差别。有时同房后会有类似的情况发生，也不用太担心。我们不妨提前了解一下真正的宫缩的特点：节律性、对称性、极性、缩复作用。

妈妈对宝宝说

……………………………………

……………………………………

爸爸对宝宝说

……………………………………

……………………………………

Day 5

胎动的位置会随着胎位变化而变化。

有的准妈妈发现自己的胎动从左上腹变成了右下腹，其实这些变化很正常，而且因为胎儿四肢的活动范围不固定，所以常常会感觉小家伙左右开弓。

Day 6

摸肚子不会引起宫缩。

摸摸自己的肚子，你会发现子宫的底部已经到了脐部上面一横指的位置了，而且子宫摸上去硬硬的。不用担心摸肚子会引起宫缩，此时子宫的主要功能就是保护胎儿。

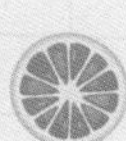

Day 7

生育保险报销范围了解一下。

生育保险报销范围：怀孕期间和分娩时的检查费用、住院费、接生费、医药费以及因生育引起的疾病的医疗费都可以报销，超出部分由自己负担。

下周计划

- 试着和宝宝说话，锻炼他对声音的反应
-
-
-

孕24周 · 本周随心记

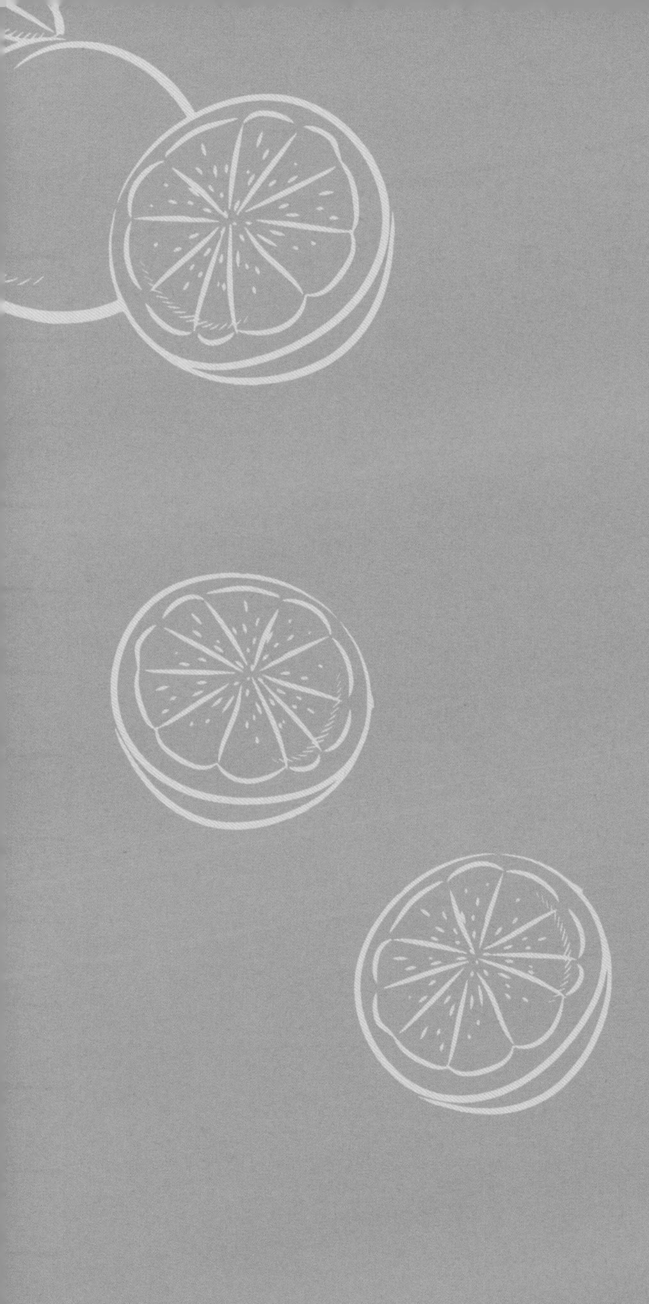

孕25周

〇月〇日—〇月〇日

本周备忘

- 坚持运动
- 测量血压

Day 1

B超可判断胎盘成熟度。

通过常见B超可以判断胎盘成熟度，胎盘成熟度分为0、Ⅰ、Ⅱ、Ⅲ四个等级，通常29周前为0级，29周到足月是Ⅰ~Ⅱ级，提示胎盘日趋成熟，Ⅲ级胎盘提示胎盘已经成熟并趋于老化。

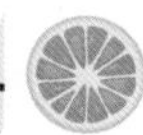

Day 2

大多数人在孕期睡眠质量下降。

孕期睡眠质量下降不要太担心，因为大多数准妈妈都是这样的，可以尝试在睡前看看书、听听音乐、泡泡脚，有助于提高睡眠质量。

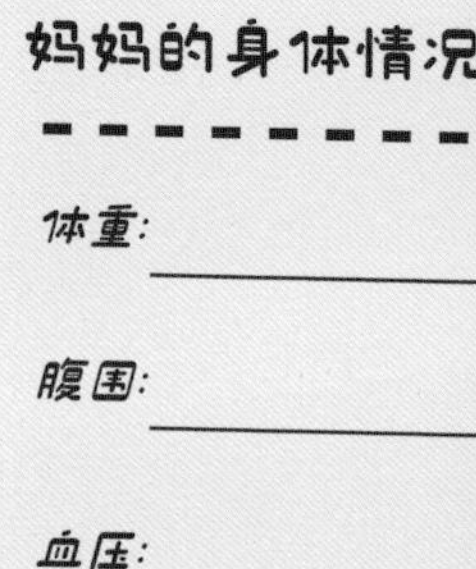

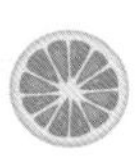

Day 3

孕期可以使用吹风机。

孕期可以使用吹风机吹干头发。以前认为吹风机里的石棉成分会影响胎儿发育，其实这是过时的说法了。如果到现在还不能吹干头发的话，那活在 21 世纪还有什么意义嘛！

Memory Card 随心记

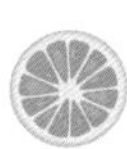

Day 4

孕期不提倡染发或烫发。

孕期不提倡染发或烫发，因为染发或烫发产品中的化学成分有可能会影响胎儿发育。

妈妈对宝宝说

....

....

爸爸对宝宝说

....

....

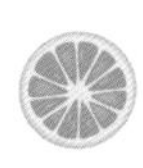

Day 5

睡眠不好可以考虑和先生分房睡。

有时候发现老公的呼噜声大得都要把房顶掀了，如果准妈妈的睡眠因此受到干扰，可以考虑在怀孕期间分房睡。

前面的话
孕前
05-07
08-11
12-15
16-19
20-23
24-27
28-31
32-35
36-39
40-41

Day 6

对话或音乐能锻炼胎儿对声音的反应。

这时的胎儿体重约 500g，逐渐发展出听力，并且开始对声音产生一些反应。但这并不意味着“胎教”是有意义的，因为在宝宝听来，说话、音乐和其他噪声是一样的。跟宝宝对话以及听听音乐更多的是让孕妇情绪平稳，心情愉悦。

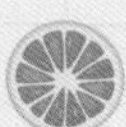

Day 7

不慎摔倒要尽快去医院就诊。

如果不慎摔倒，首先要观察是否有出血、腹痛、流液（羊水）等问题，其次要尽快到医院就诊做 B 超，必要时做胎心监护。如果出现上述情况，记得拨打 120 急救热线。

下周计划

- 可以选择拍一套孕期写真
-
-
-

孕25周 · 本周随心记

孕26周

○月○日—○月○日

本周备忘

- 坚持运动
- 多喝水

Day 1

胎动逐渐明显。

胎动逐渐变得明显，能感觉到小家伙在转动、翻身、伸展、挣扎……注意，挣扎的感觉很容易被察觉，一旦发现一定要尽快就诊。

Day 2

绝大多数人并不需要托腹带。

绝大多数人是不需要托腹带的，只有明显腹壁松弛或者多胞胎的准妈妈才需要用托腹带来缓解妊娠给腰背部带来的负荷。如果想使用，要尽量选择透气性好、穿脱方便的托腹带。

妈妈的身体情况

体重:

腹围:

血压:

Day 3

饮食要少食多餐，避免辛辣油腻。

常常会感觉反酸烧心，这在孕期很常见，因为增大的子宫顶压胃部和肠道导致胃酸反流刺激食管会产生类似的情况。可以试着少食多餐，避免辛辣油腻等食物。

Memory Card 随心记

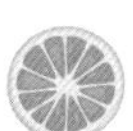

Day 4

按摩可以缓解腰背部的酸胀。

身体上的不适可以通过按摩来缓解，尤其是腰背部的酸痛，去把老公叫过来，让他帮帮忙。当然，一些家务活和体力活也应该交由他来做了。

妈妈对宝宝说

……………………………………………………

……………………………………………………

爸爸对宝宝说

……………………………………………………

……………………………………………………

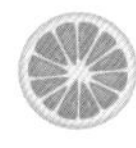

Day 5

抽空去拍一套孕期写真吧！

孕期写真逐渐成为潮流，留下孕期的美好瞬间是好的，但要记得：1. 不要久站，2. 注意保暖。最好可以随身带一些小零食，坚果或巧克力等。顺便提醒老公要好好配合哦！

Day 6

“一孕傻三年”是谣言。

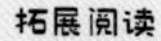

你对“一孕傻三年”深信不疑吗？其实，你并没有变傻，只是你的注意力被怀孕及之后带孩子的事情所吸引而无暇顾及其他事情罢了。

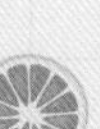

Day 7

情绪低落通常是自身多虑造成的。

有时候我们会顾虑孩子的性别、长相、健康等问题，思来想去就把自己陷入难以控制的悲伤当中。其实大可不必这样，你要做的就是享受孕期，剩下的事情交给缘分，毕竟，缘，妙不可言。

下周计划

- 顺产还是剖宫产？和老公聊一聊吧
-
-
-

孕26周 · 本周随心记

孕27周

○月○日—○月○日

本周备忘

- 训练盆底肌
- 补钙

Day 1

生产方式要听医生的。

拓展阅读

有没有考虑过顺产还是剖宫产呢？其实，有时候真的不是你自己可以决定的。在临床上除非有明确的指征，否则不会考虑剖宫产的，还是听医生的吧。

Day 2

顺产需要协调多方面因素才能实现。

与顺产相关的因素有：产道、产力、胎儿位置及大小、孕妇状态，其中除了产道不可变以外，其他因素都是可以通过努力改变的。

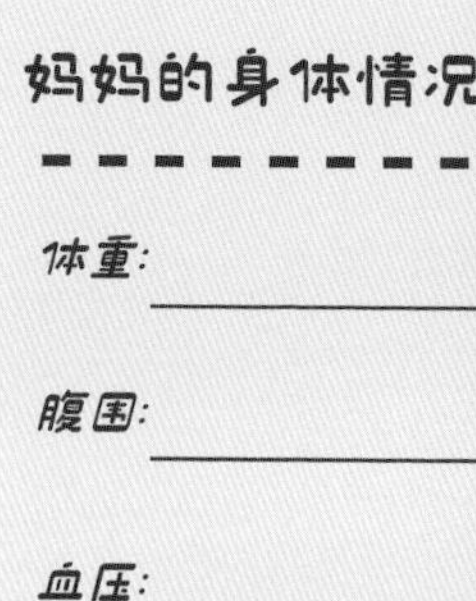

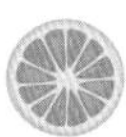

Day 3

产道是否通畅是顺产的条件之一。

产道是在第五次产检时的重点项目，主要是检查骨盆的条件是否适合顺产。如果骨盆狭窄，势必会影响到产道的通畅情况，严重者可能无法顺产，要提前考虑剖宫产的事情哦。

Memory Card 随心记

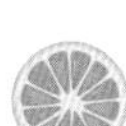

Day 4

产力可通过运动和锻炼来提升。

产力主要是指子宫肌层收缩力，腰背部、腹部及盆底肌群的力量。前者主要靠催产素调节，后者靠孕前及孕期的运动和锻炼来提升。

妈妈对宝宝说

……………………………………

……………………………………

爸爸对宝宝说

……………………………………

……………………………………

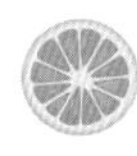

Day 5

胎儿的位置决定顺产的难度。

胎儿的位置也决定了是否可以顺产，常见的胎位异常有头先露异常、臀先露及肩先露异常，其中以头先露异常最为常见。头先露异常导致的难产又称为头位难产，当然，在现阶段胎位是随时都在变的。

Day 6

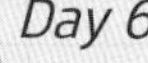

胎儿过大会影响顺产的成功率。

胎儿大小同样决定是否可以顺产，一般会在产前通过 B 超和查体对胎儿进行估重，如果有巨大儿的可能，则考虑阴道试产，行不通的话需要尽快剖宫产。

Day 7

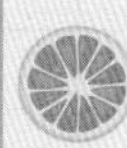

准妈妈的决心是顺产的先决条件。

准妈妈的状态越来越被大家所重视，因为临产时准妈妈自身的状态以及顺产的决心在很大程度上影响着最后顺产的结局。因此，我们医生会跟每位准妈妈反复确认其对顺产的态度。

下周计划

- 第五次产检，要评估顺产的可能性
-
-
-

孕27周 · 本周随心记

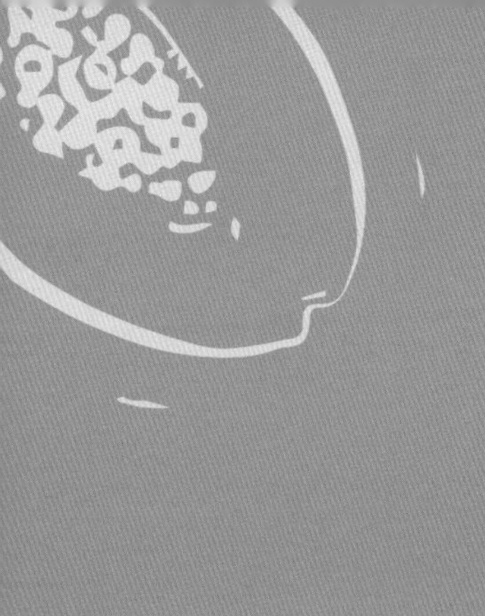
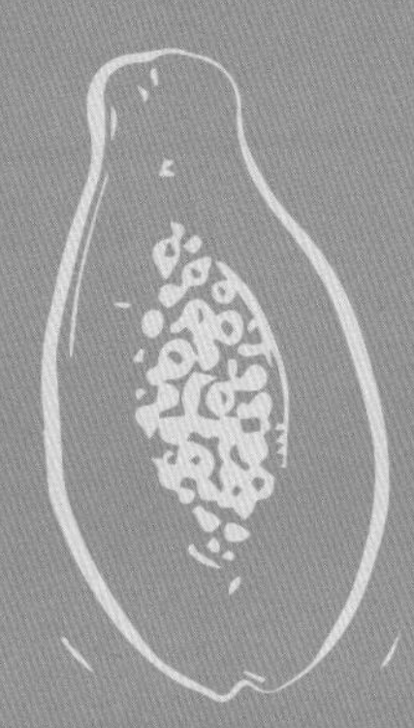
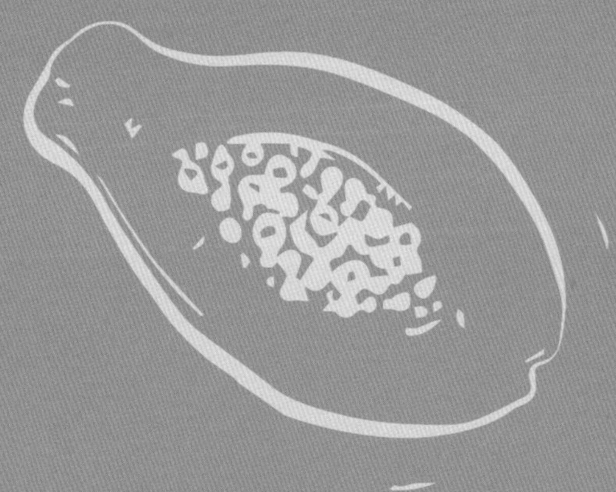

孕28周

〇月〇日—〇月〇日

本周备忘

- 训练盆底肌
- 补钙增加至每天　　　mg

Day 1

首次评估顺产的可能性。

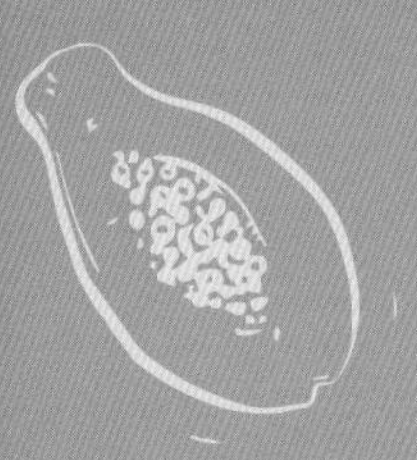

第五次产检的主要目的是测量孕妇的骨盆条件，确定是否可以阴道分娩。当然，这只是第一次确认，足月前还会反复确认分娩方式。从本周开始，每两周产检一次。

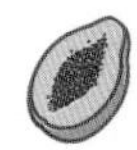

Day 2

早产最常见的原因是宫内感染。

妊娠满 28 周不足 37 周的分娩称为早产，早产的原因有很多，主要与宫内感染 (30%~40%)、妊娠合并症、子宫过度膨胀及畸形、胎盘及宫颈功能异常有关。随着医疗水平的发展，早产儿可以得到很好的保护，甚至 24 周的胎儿都可以得到良好的救治。

妈妈的身体情况

体重:______

腹围:______

血压:______

Day 3

孕晚期推荐每日钙摄入量适当增加。

进入孕晚期之后，钙的每日摄入量可以在原有基础上适当增加 200~300mg。可以选择牛奶和钙片双管齐下！不用担心，补钙不会导致胎盘钙化。

Memory Card 随心记

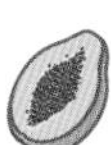

Day 4

胎盘边缘距离宫颈内口应大于 2.5cm。

历次 B 超都会关注胎盘的位置情况，一般在 28 周后，胎盘的位置如果覆盖在宫颈内口上，就称为前置胎盘，这是一种严重的妊娠合并症，需要警惕孕期出血的情况，严重者有可能危及母子生命安全。

妈妈对宝宝说

....

....

爸爸对宝宝说

....

....

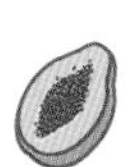

Day 5

本周起尽量避免夫妻同房。

这次产检还会检查阴道分泌物，如果发现有真菌或细菌感染，需要及时进行药物治疗。同时从本周起就不建议夫妻同房了，一方面减少感染概率，另一方面也是避免早产。

Day 6

多跟胎儿说话有助于帮助父母进入角色。

在这个阶段的胎儿可以听到来自妈妈的声音，应该多和胎儿说话，增加母子之间的互动机会，当然，也鼓励爸爸参与进来。这种方式除了可以调节妈妈的情绪外，还能帮助父母更好地进入自己的角色当中。

Day 7

孕期泌乳不影响产后乳汁的分泌。

由于大脑垂体不断释放泌乳素，很多准妈妈这个阶段开始出现泌乳的情况，要注意清洁和按摩。清洁方式：清水洗掉乳头上的结痂。按摩：选择指压式或抓揉式按摩，每次不超过十分钟，最好在按摩前用湿毛巾热敷 3~5 分钟哦。

下周计划

- 看看自己的体重增长是否超标了
-
-
-

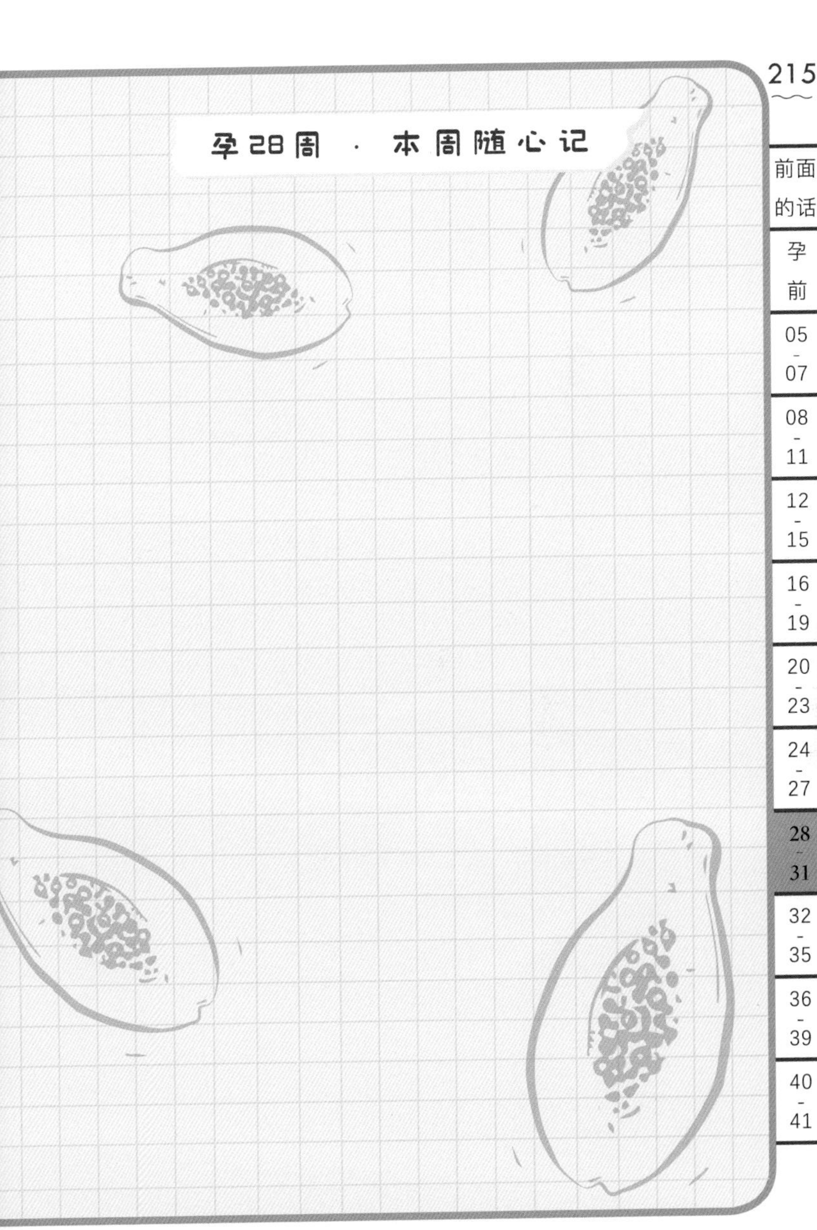

孕28周 · 本周随心记

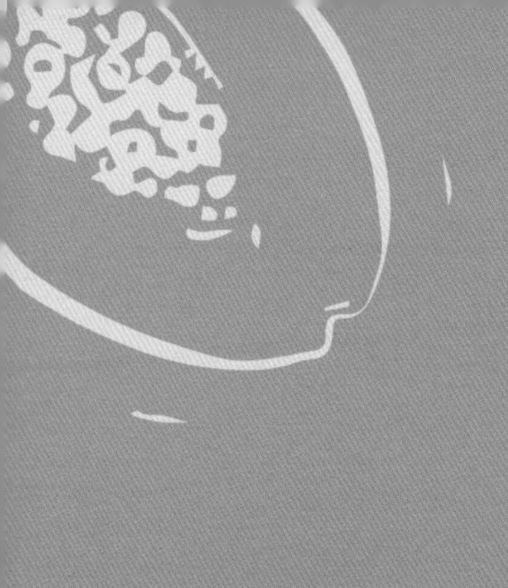
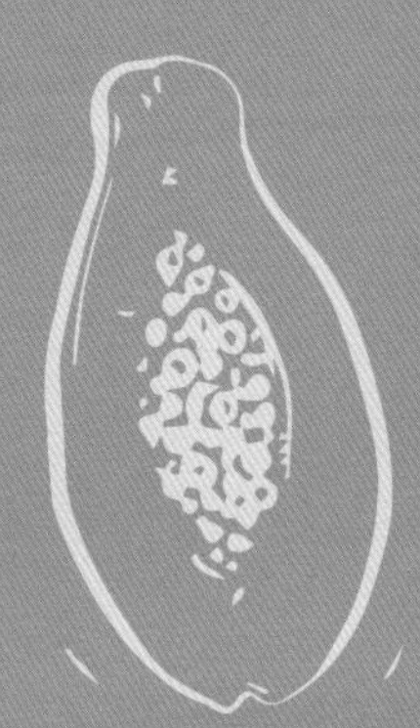
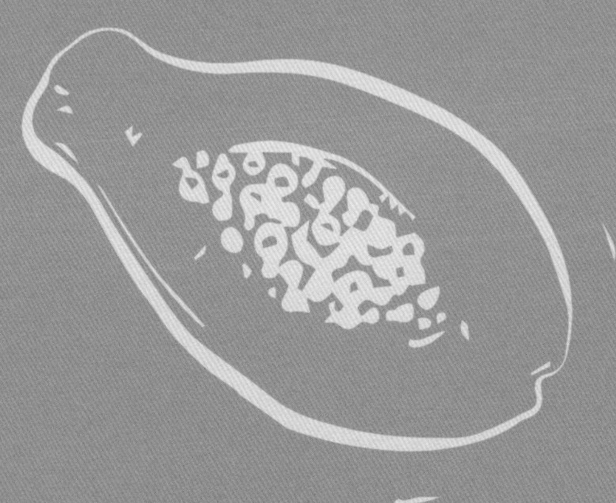

孕29周

〇月〇日—〇月〇日

本周备忘

- 测量血压
- 多喝水

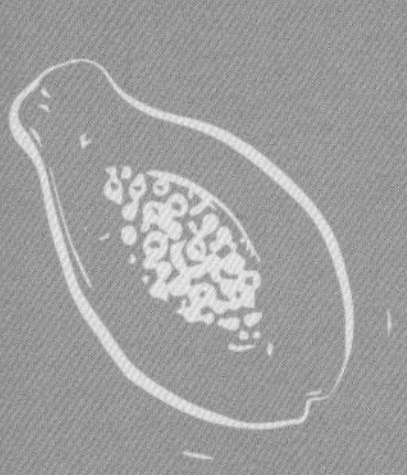

Day 1

本周可以开始补充 DHA。

DHA 和 EPA 被称为“脑黄金”，是脑脂肪的主要成分，对胎儿大脑神经系统的发育起着至关重要的作用，这个阶段要开始补充咯！如果可以食用鱼类、坚果类食物的话，就不用额外补充 DHA 了。

前面的话
孕前
05-07
08-11
12-15
16-19
20-23
24-27
28-31
32-35
36-39
40-41

Day 2

假性宫缩可通过休息来缓解。

准妈妈偶尔会发现自己的子宫发硬发紧，主要集中在子宫前部，持续时间短，而且不规律，这就是我们所说的假性宫缩。一般不会导致宫口打开，所以遇到这种情况不要慌张，可以适当休息，继续观察胎动情况。

妈妈的身体情况

体重：

腹围：

血压：

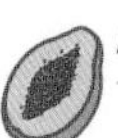

Day 3

宫缩持续且规律需做好生产准备。

真正的宫缩是整体的收缩，不会局限于某一部分，间隔时间会从不规律慢慢规律起来，同时收缩强度以及疼痛的感觉也会不断加强。当你发现宫缩间隔 10~15 分钟 1 次，每次持续 1 分钟左右，就要做好生产的准备，前往医院了。

Memory Card 随心记

拓展阅读

Day 4

提前了解宫缩发动的感觉。

宫缩的感觉就像是子宫通过收缩把胎儿从狭窄的空间里挤出去，这个过程会压迫盆底神经，会刺激到宫颈的神经……总之，会疼，并且很疼，要提前做好心理准备。

妈妈对宝宝说

爸爸对宝宝说

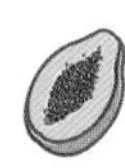

Day 5

体重增长量控制在每周 300~500g。

马上进入胎儿又一轮发育高峰，要注意饮食的控制，这个阶段的体重增加量需控制在 300~500g。

Day 6

新生儿的作息受准妈妈作息的影响。

有研究表明，新生儿的作息习惯跟准妈妈在孕期的作息习惯相关，尤其体现在早睡和晚睡方面。准妈妈晚上睡不着会影响到肚子里的胎儿，小家伙也会在这个时间段难以入眠。

Day 7

训练可有效提升产力。

产力是决定分娩的因素之一，主要来自子宫收缩、腹肌及膈肌收缩以及肛提肌收缩，主要集中在腰腹部和盆底。这下你们明白我为什么反复强调锻炼的重要性了吗?

下周计划

- 第六次产检，做小排畸B超
-
-
-

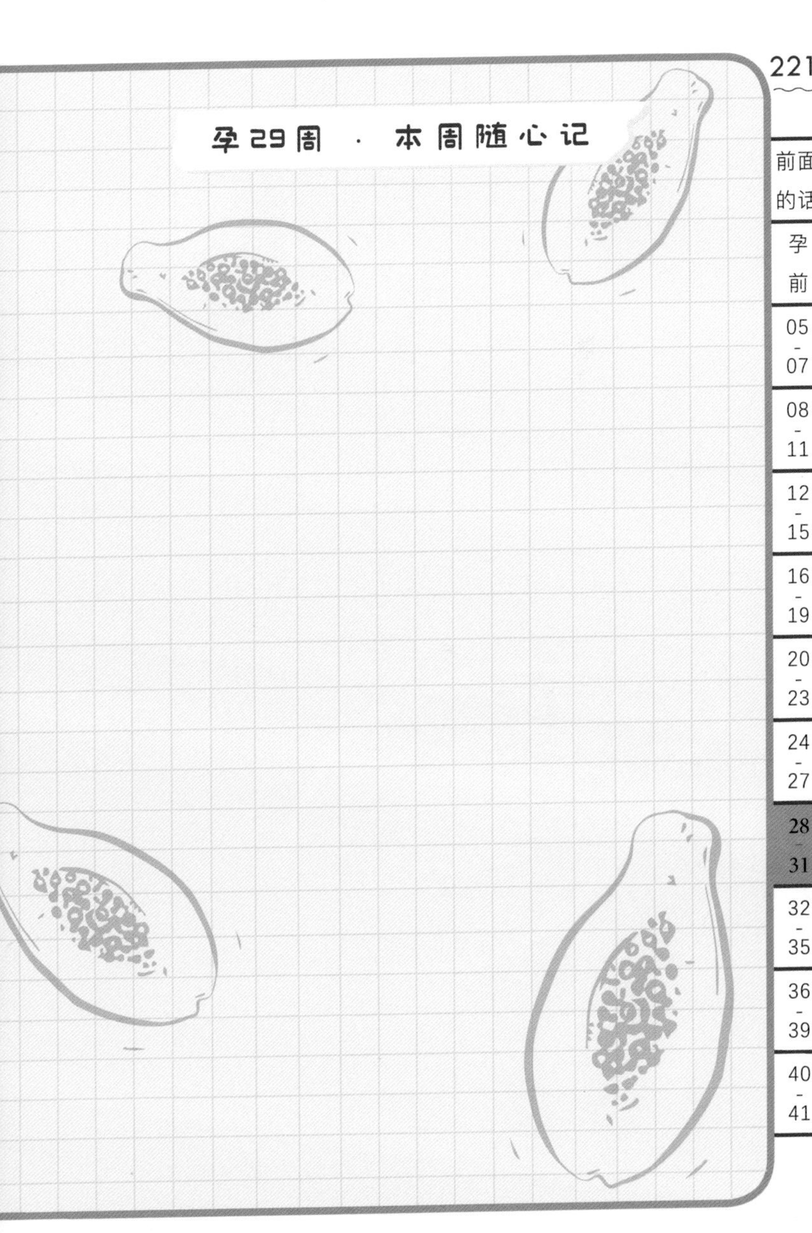
孕29周 · 本周随心记

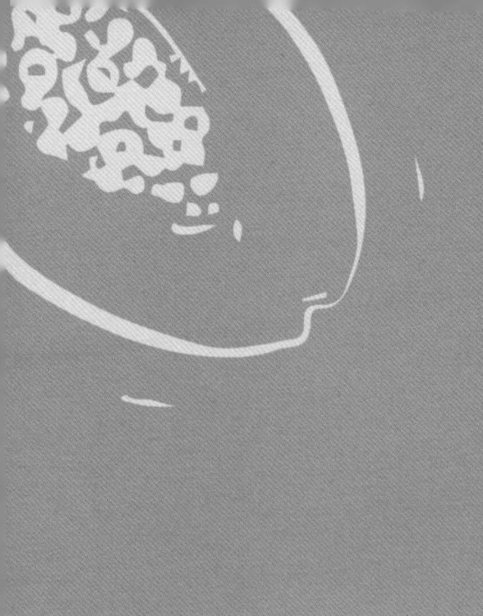
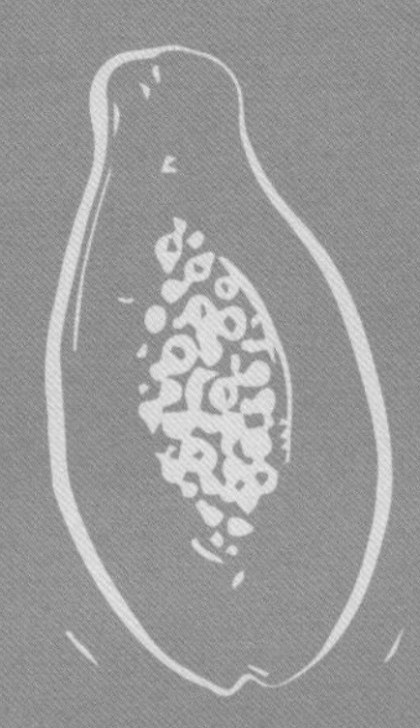
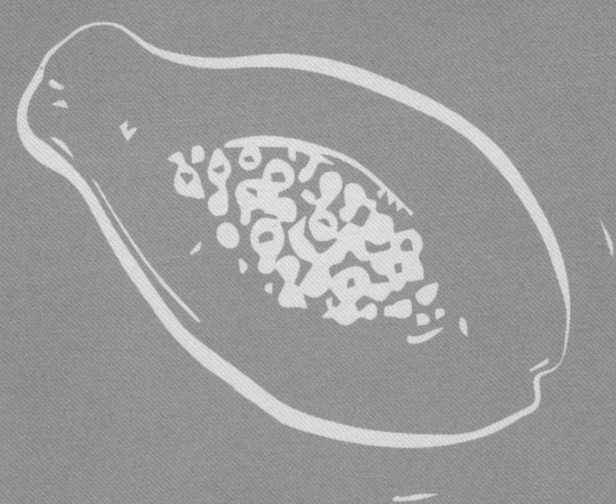

孕30周

○月○日—○月○日

本周备忘

- 开始数胎动
- 补钙

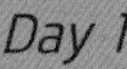

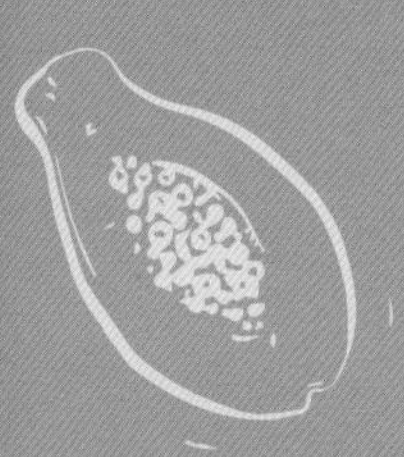

Day 1

需再次确认胎儿发育情况。

第六次产检的主要项目是小排畸B超，其目的是评估胎儿发育情况以及胎儿大小，因为胎儿大小同样是决定能否顺产的重要因素。

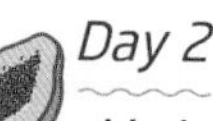

Day 2

羊水过多或过少都存在问题。

B 超结果中的宫腔羊水四个象限深度相加超过 25cm，则认为是羊水过多；如果相加少于 8cm，则认为是羊水过少。这两种情况都需要专业医生进行分析和解决。

妈妈的身体情况

体重：

腹围：

血压：

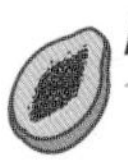

Day 3

产检每两周一次，注意协调时间。

接下来每两周产检一次，直到 36 周之后要每周产检一次。如此密集的产检，目的就是为了反复确认胎儿情况以及评估顺产条件。

Memory Card 随心记

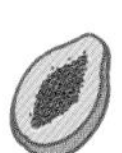

Day 4

事先了解无痛分娩很关键。

如果对分娩疼痛很恐惧的话，可以事先了解一下医院是否提供无痛分娩服务，注意了解具体细节，比如，是否可以随时打无痛分娩针?

妈妈对宝宝说

....

....

爸爸对宝宝说

....

....

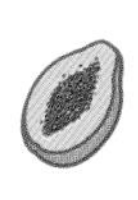

Day 5

正常的胎动频次是 3~5 次／小时。

要开始数胎动了，之前只是感受胎动，从现在开始要每天分早、中、晚三段时间来计数胎动。1 个小时内胎动 3~5 次为正常的胎动频次，过多或过少都要警惕。

拓展阅读

Day 6

抚摩也是跟胎儿互动的一种方式。

准妈妈可以通过抚摩的方式来推测胎儿大小和位置，比如在耻骨联合上方可以摸到圆圆的、鼓鼓的部分，像是浮在水面的小皮球，就是胎儿的小脑袋；在腹部一侧可以摸到平坦的部分，就是胎儿的背部。

Day 7

比起购买胎心仪，更推荐关注胎动。

很多准妈妈希望随时可以听到胎心，所以买了胎心仪，但大多人常常因为操作不专业而无法找到胎心或发现胎心“异常”……到头来往往是虚惊一场。因此我们倾向于建议准妈妈们更专注于体会胎动，而不是依靠仪器。

下周计划

- 了解一下拉玛泽呼吸法
-
-
-

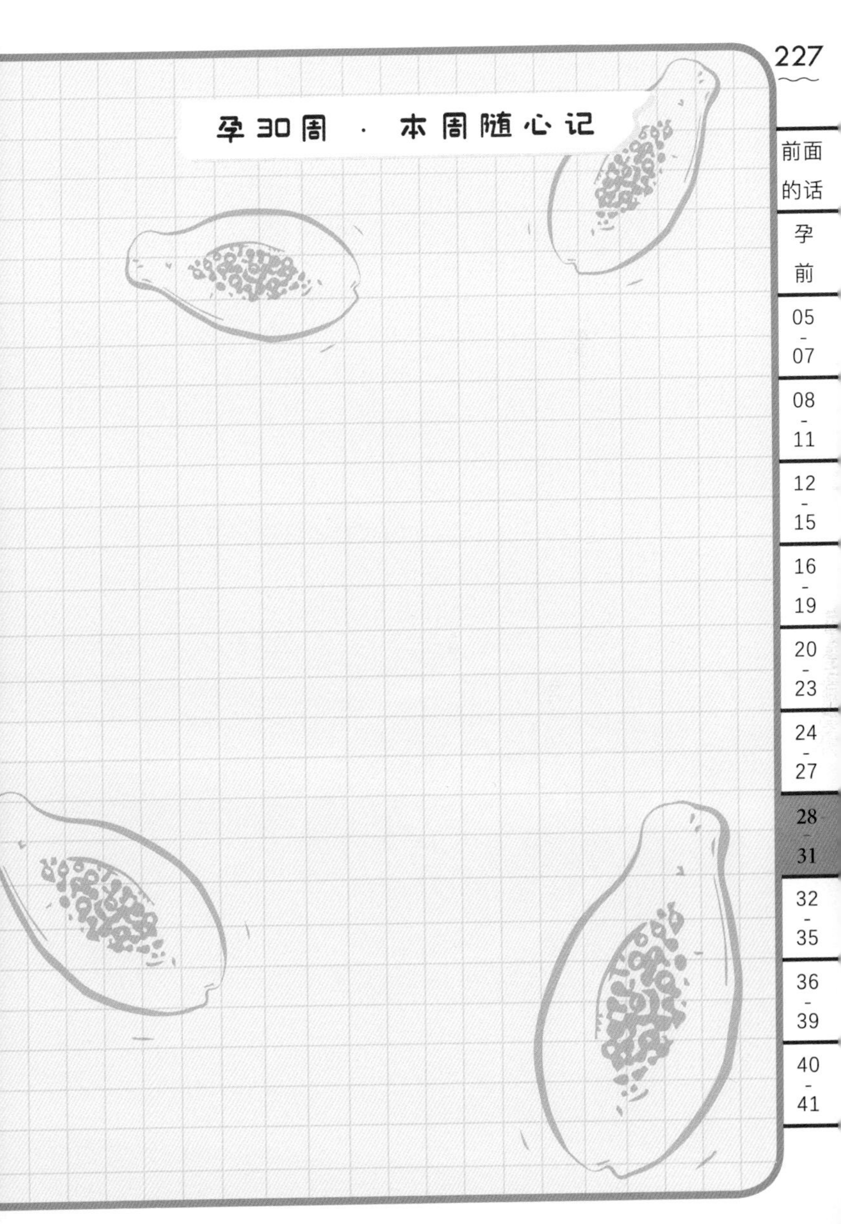
孕30周 · 本周随心记

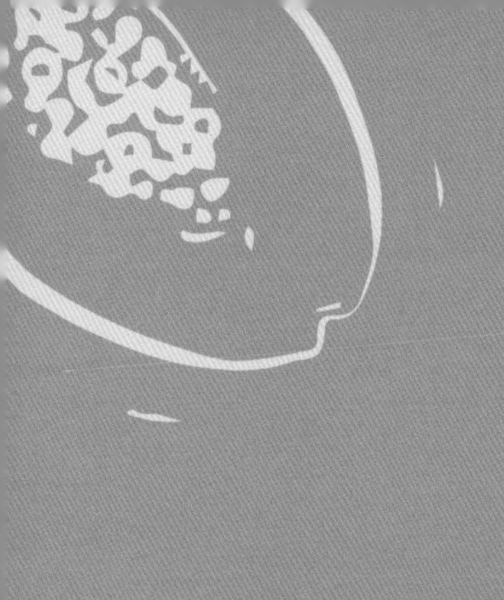
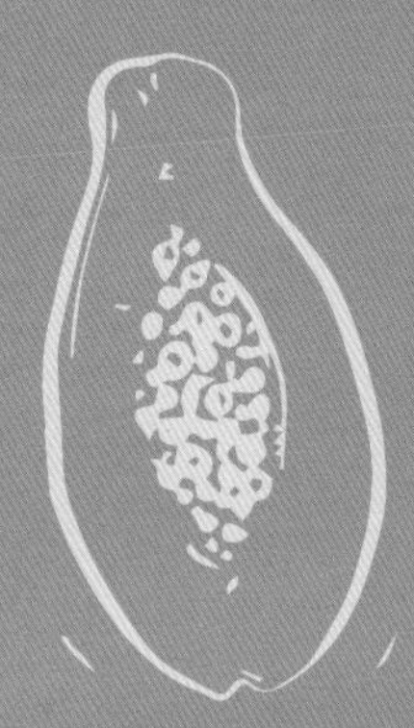
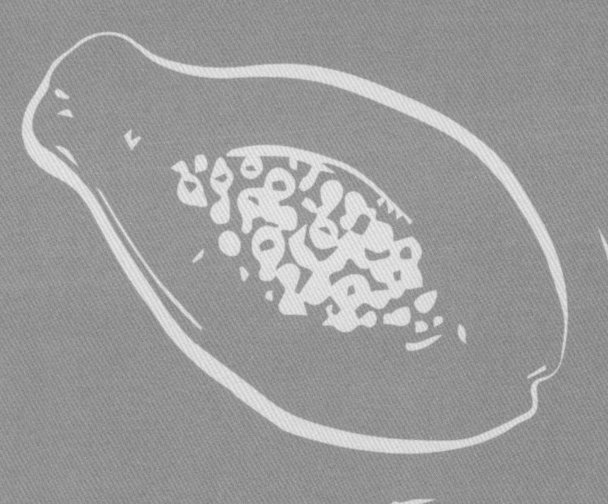

孕31周

〇月〇日—〇月〇日

本周备忘

- 训练盆底肌
- 数胎动

Day 1

胸膝卧位法可改变胎位。

越接近足月，胎位改变的可能性就越小，这个阶段可以通过胸膝卧位法来尝试改变胎位。

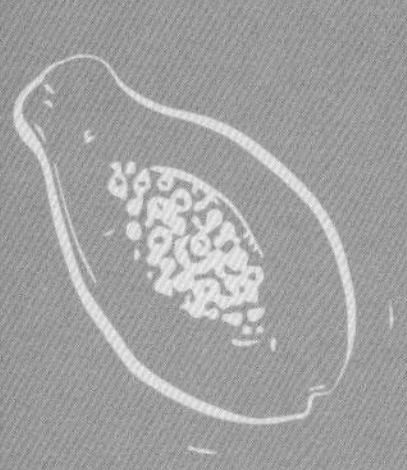

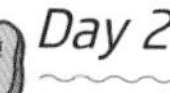

Day 2

左侧卧位为推荐睡姿，但不强求。

准妈妈的睡眠姿势尽量保持左侧卧位，可以减少胎位异常的可能，避免子宫对下腔静脉的压迫。同时抬高双腿也可以有效地增加回心血量，避免水肿和血栓风险。但睡姿有时候很难控制，尤其是睡着以后，所以也不强求，还是以舒适为主。

妈妈的身体情况

体重：________

腹围：________

血压：________

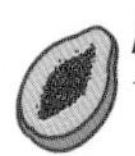

Day 3

起床时动作要轻柔缓慢。

起床时要避免动作过猛，建议先转向一侧，然后用手臂撑起上半身，再顺势坐起来。这样的方式相对安全，对腹部的压力最小。

Memory Card 随心记

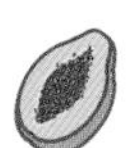

Day 4

胸闷憋气可通过深呼吸来缓解。

如果发现自己有胸闷憋气的情况，可以开窗通风换气，同时配合深呼吸来缓解症状。如果没有得到缓解，可以考虑吸氧，持续低流量吸氧每次 5~10 分钟。

妈妈对宝宝说

....

....

爸爸对宝宝说

....

....

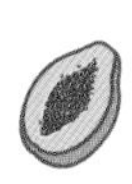

Day 5

拉玛泽呼吸法可缓解分娩疼痛。

拓展阅读

现在就可以开始练习拉玛泽呼吸法（Lamaze Breathing）了，最好是和老公一起练习，这对于缓解分娩时宫缩引起的疼痛有很大帮助。

Day 6

胎儿可以睁开眼睛感知光源了。

胎儿处在发育高峰期，其身体各部分都日趋成熟，脑部和肺部发育是现阶段的重点。他的眼睛可以睁开了，甚至可以感知到光源，也就是说胎儿可以感受到白天和黑夜了，准妈妈可以有意识地培养胎儿对明和暗的感知能力了。

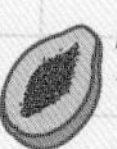

Day 7

所谓的“空调病”并不存在。

孕期是可以使用空调的。在夏天，空调可以降低室温，避免大量出汗导致的酸碱失衡甚至中暑等情况；在冬天，空调可以使室温始终保持暖和，避免冻疮，提高生活和睡眠的舒适度。

下周计划

- 第七次产检，要家人陪同
-
-
-

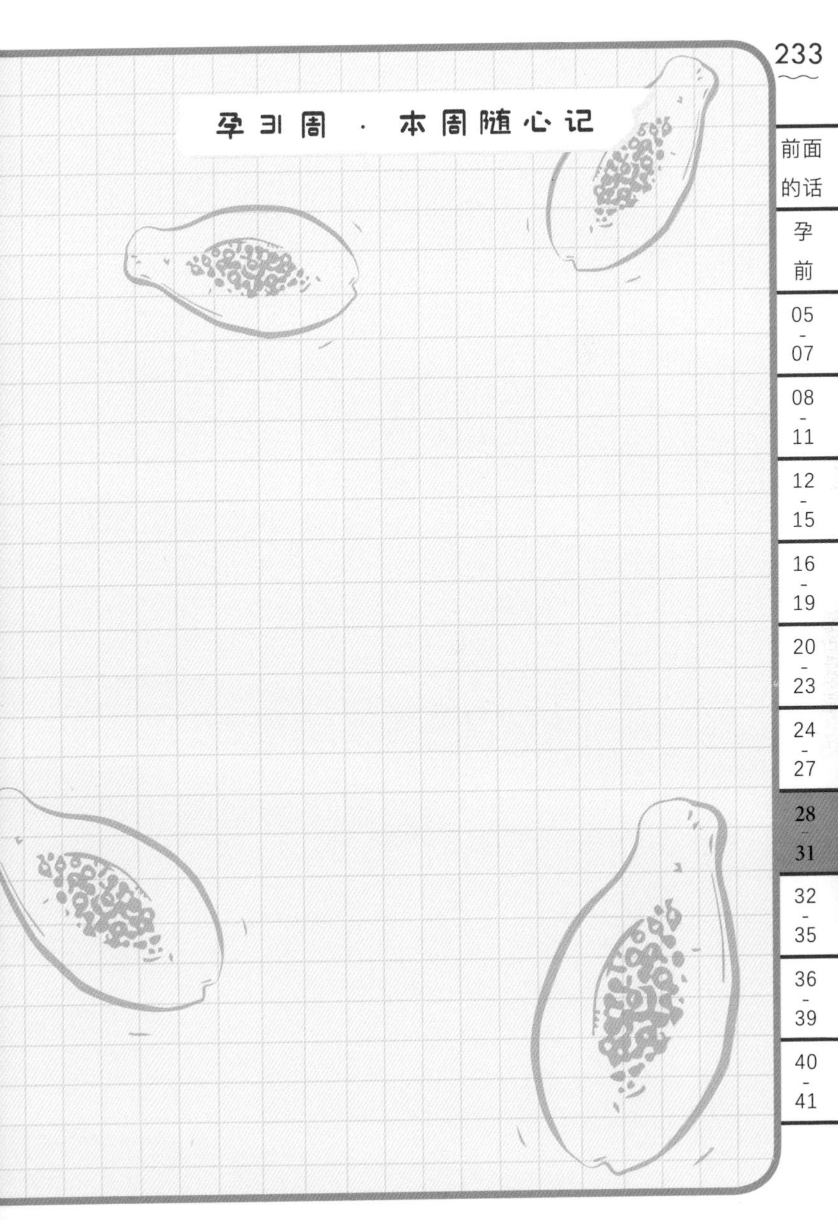
孕31周 · 本周随心记

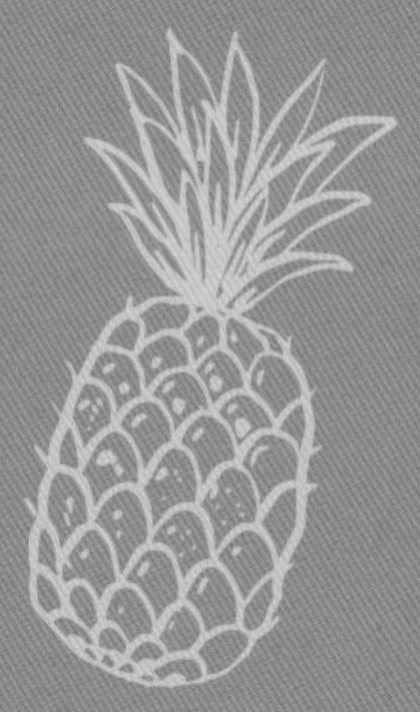
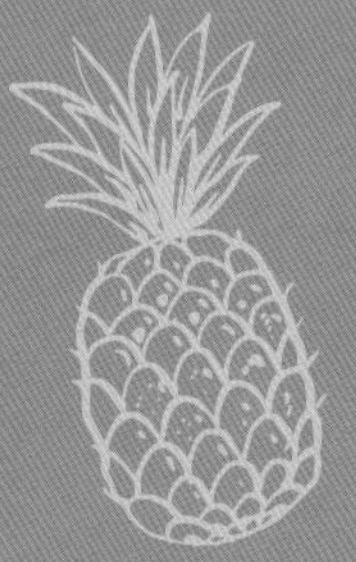

孕32周

〇月〇日—〇月〇日

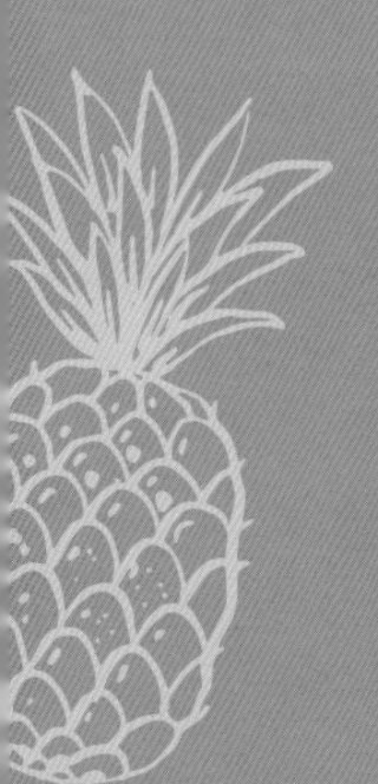

本周备忘

- 测量血压
- 补钙

Day 1

产检需要家人陪同。

要去做第七次产检了，行动越来越不便，记得要家人陪同哦。毕竟需要跑前跑后，一个人怕是搞不定啊。

Day 2

适当的活动可缓解腰背部酸胀。

腰背部的酸胀和疼痛更加明显了，甚至会影响到睡眠。注意，这是在提醒你身体的负荷已经影响到了脊柱和肌肉。要尽量避免长时间保持一个姿势，适当的活动很有必要。

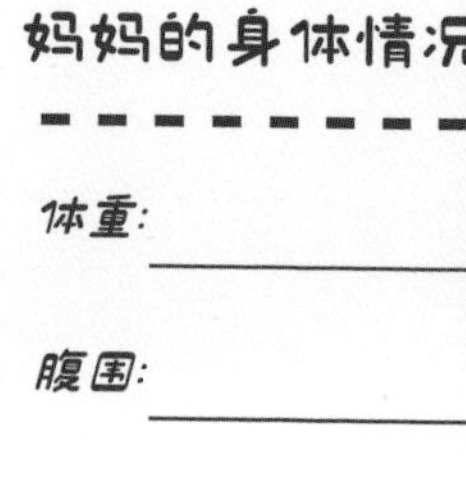

Day 3

头晕眼花可能是血压升高所致。

当出现明显的头晕、头痛、恶心、呕吐、水肿、眼花、看东西不清楚时，有可能是血压升高所致，要及时测量血压确定原因。

Memory Card 随心记

Day 4

内裤潮湿可能是尿失禁。

突然发现内裤湿了一大片不要太慌张，很可能是尿失禁造成的。如果分不清到底是羊水还是尿液，可以选择平卧位到医院就诊。

妈妈对宝宝说

……………………………………………………………………

……………………………………………………………………

爸爸对宝宝说

……………………………………………………………………

……………………………………………………………………

Day 5

减少站立时间可避免会阴水肿。

因为受盆底压迫的缘故，外阴会出现充血肿胀以及疼痛，为避免这类情况的发生，可以减少站立时间，同时避免穿过紧的内衣裤、鞋袜等。如果已经出现水肿、疼痛，可以用清水擦洗和冷敷的方式来缓解。

Day 6

可以明显感觉到胎儿头部的活动了。

胎儿现在的身长约40cm，体重约1700g，会有转动头部、伸展四肢等动作，可以很明显地感觉到胎动了。

Day 7

依据实际情况决定是否继续工作。

到这个阶段身体可能会出现一系列的不适症状，可以根据自身情况来决定是否继续工作。如果不能工作，需要在家休息，可以向医生申请假条。

下周计划

- 可以考虑约闺蜜聚会
-
-
-

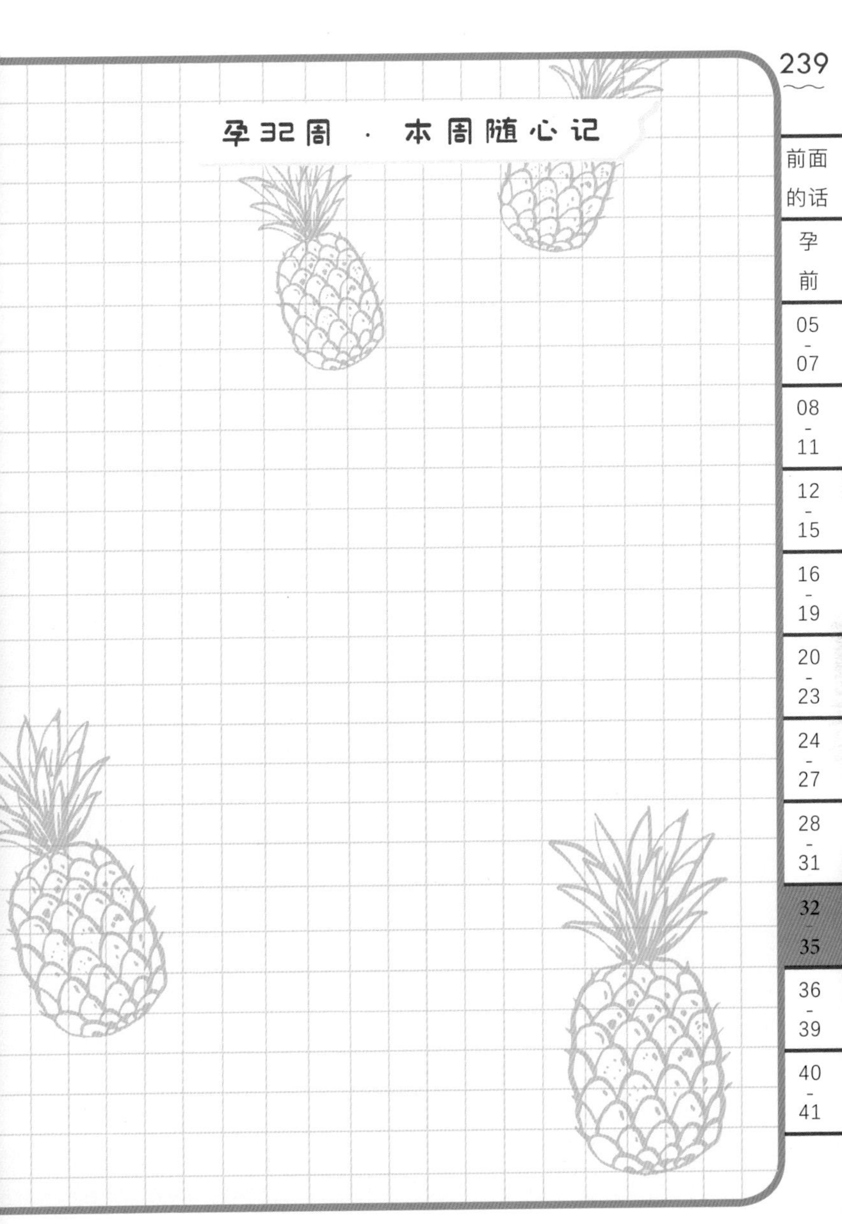

孕32周 · 本周随心记

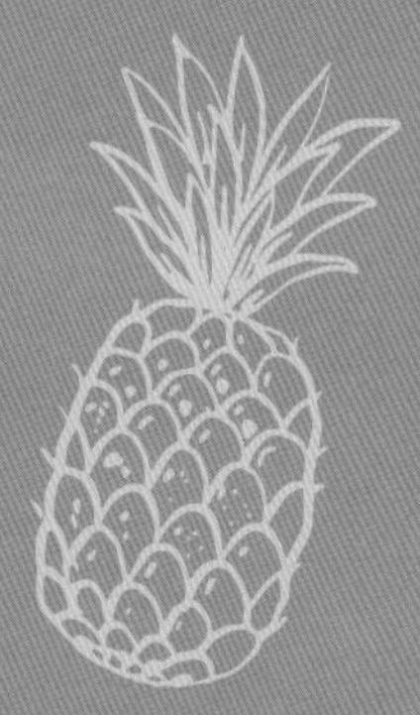

孕33周

〇月〇日—〇月〇日

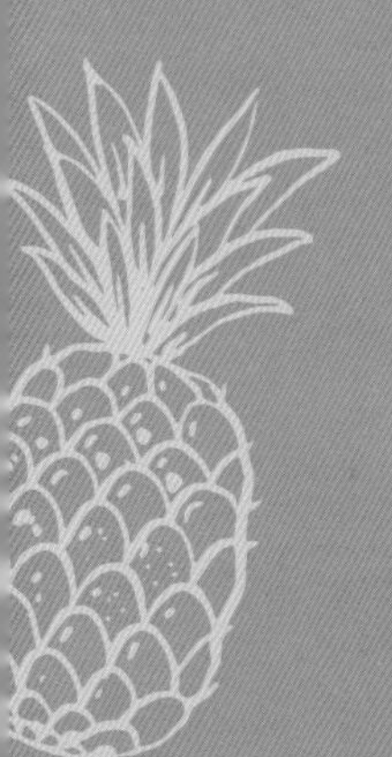

本周备忘

- 适当活动
- 数胎动

Day 1

宫颈内口打开可能早产。

正常情况下，宫颈管长度在2.5cm以上都是正常的。如果既往做过宫颈的手术，应该重点关注宫颈在孕期的改变，如果发现宫颈内口打开，则随时有早产可能。

Day 2

孕期需通过 B 超协助检查脐带情况。

脐带是连接胎儿和母体的重要通道，其过长、过短、缠绕或打结等都有可能影响胎儿的发育和生长，所以孕期需通过 B 超来协助检查脐带情况。

妈妈的身体情况

体重：

腹围：

血压：

Day 3

少量见红要及时就诊。

如果发现阴道当中流出鲜红色的血液，同时出血量持续增多并伴有腹痛，则需要及时就诊，可能存在胎盘早剥的风险。

Memory Card 随心记

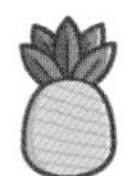

Day 4

HELLP 综合征，了解一下。

如果发现右上腹或上腹部明显疼痛、恶心、呕吐及全身不适，并且伴有血尿或消化道出血的情况，要小心 HELLP 综合征，这对于孕妇和胎儿来讲都是致命的急危重症。

妈妈对宝宝说

....

....

爸爸对宝宝说

....

....

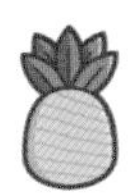

Day 5

多倾诉有助于缓解孕期烦闷。

孕期总会遇到各种各样的小麻烦和小委屈，可以跟有着相同处境的孕友们好好聊聊在孕期的各种喜悦和烦恼，也可以给大家分享一下你的孕期手账。

Day 6

胎动更加明显和强烈。

这个阶段胎儿在迅速长大，羊水量增多，而宫内活动的空间越来越小，所以胎动会比以往更加明显和强烈。

Day 7

胎动减少谨防低血糖或胎儿缺氧。

如果明显感觉胎动减少或者没有胎动的话，首先考虑可能是准妈妈低血糖或者胎儿缺氧导致的；如果之后胎动恢复正常则不用担心，如果长时间胎动没有恢复，请及时就诊。

下周计划

- 第八次产检，向医生咨询注意事项
-
-
-

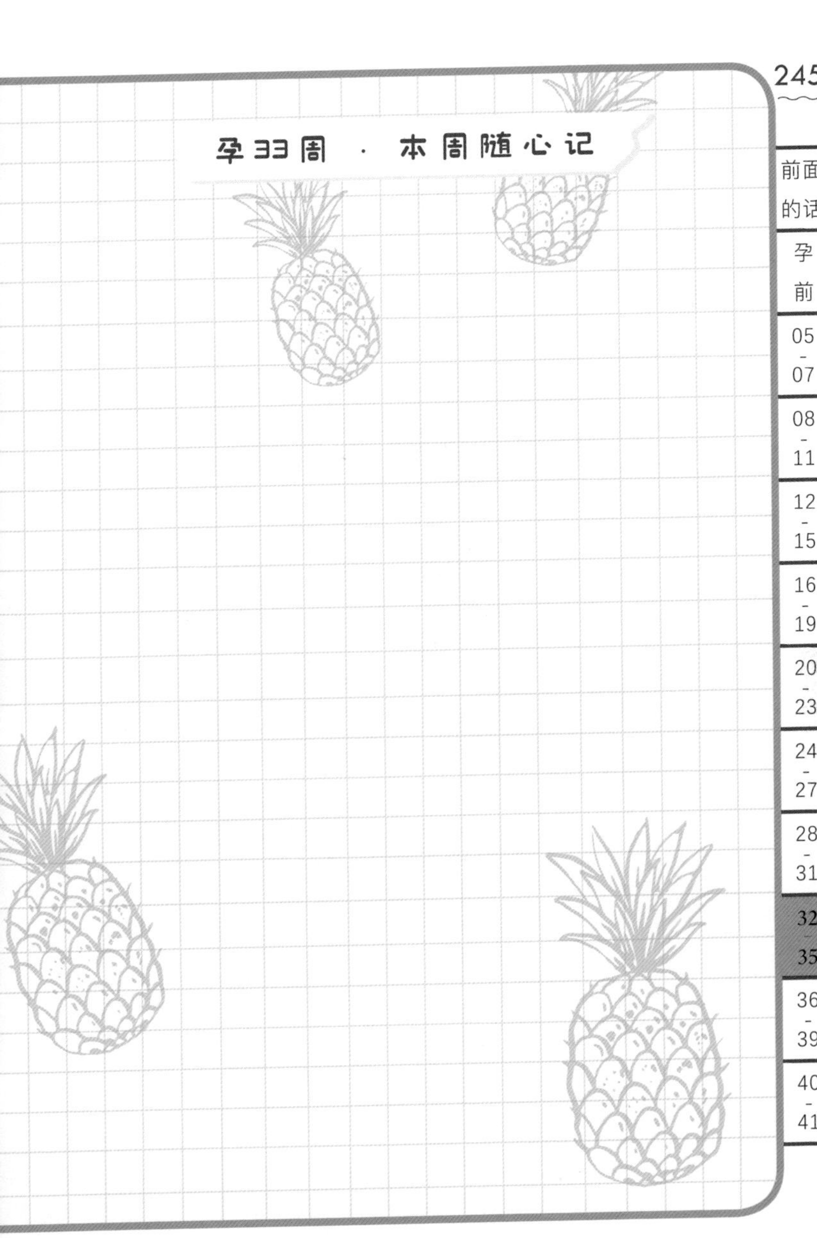

孕33周 · 本周随心记

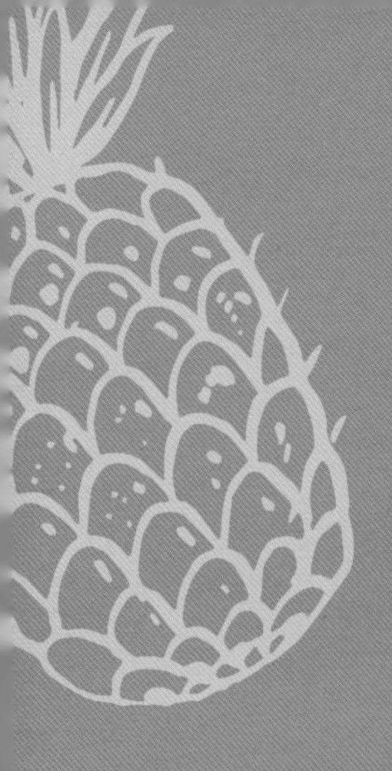
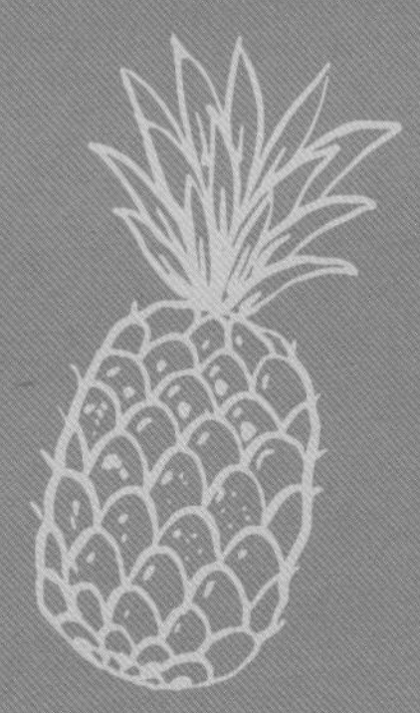
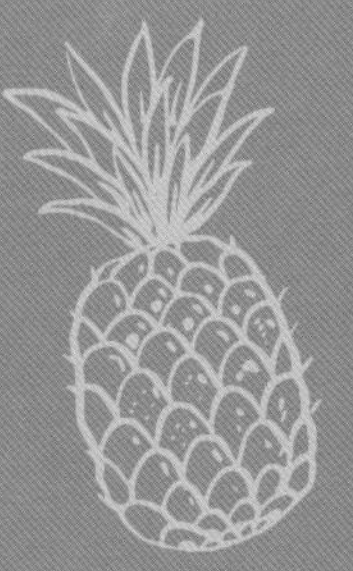

孕34周

〇月〇日—〇月〇日

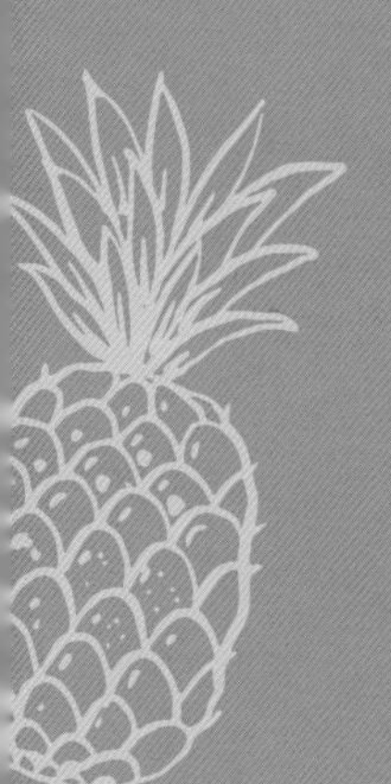

本周备忘

- 训练盆底肌
- 补钙

Day 1

重点监测胎儿的健康。

第八次产检的内容跟上一次差不多，医生会讲一些注意事项，提醒准妈妈行动或者做事要尽可能小心。对于存在基础疾病的或胎动不理想的准妈妈，医生会额外要求其做胎心监护。

Day 2

频繁腹胀与子宫收缩有关。

这个阶段腹胀更加频繁，通常不用太担心，腹胀与子宫的缓慢收缩有一定关系，这种缓慢收缩可以理解为母体跟胎儿之间的互动，如果有明显不适可以考虑侧卧位休息。

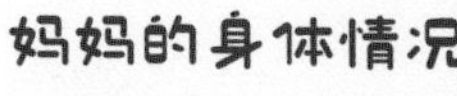

体重：

腹围：

血压：

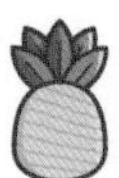

Day 3

脐带绕颈多数可自行解脱。

脐带绕颈的情况很常见，大多数可以自己解脱出来。如果绕颈一周是可以顺产的，如果绕颈两周及以上，就要根据胎儿情况、羊水情况、入盆情况等因素来考量和选择最合适的分娩方式了。

Memory Card 随心记

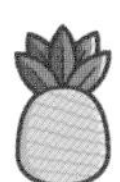

Day 4

过多的身体刺激容易引发宫缩。

尽量避免过多地刺激腹部、外阴或乳头，这些行为会促使身体产生更多的催产素，进而增加引发宫缩的风险。

妈妈对宝宝说

....

....

爸爸对宝宝说

....

....

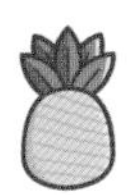

Day 5

加强盆底肌锻炼可避免侧切。

如果担心侧切的问题，可以在平时加强凯格尔运动的锻炼，对于增加盆底肌群的柔韧度很有意义，可以有效地避免会阴裂伤或侧切。

Day 6

做梦不用过分解读。

孕晚期常常会做梦，梦境的内容往往跟性生活或胎儿有一定的关系，这种情况是正常的，不必过分解读或担心。

Day 7

孕晚期不推荐远行。

这个时期尽量避免远行，一方面存在早产的风险；另一方面有可能受限于当地的医疗水平，胎儿出生后难以获得良好的救治。

下周计划

- 准备待产包
-
-
-

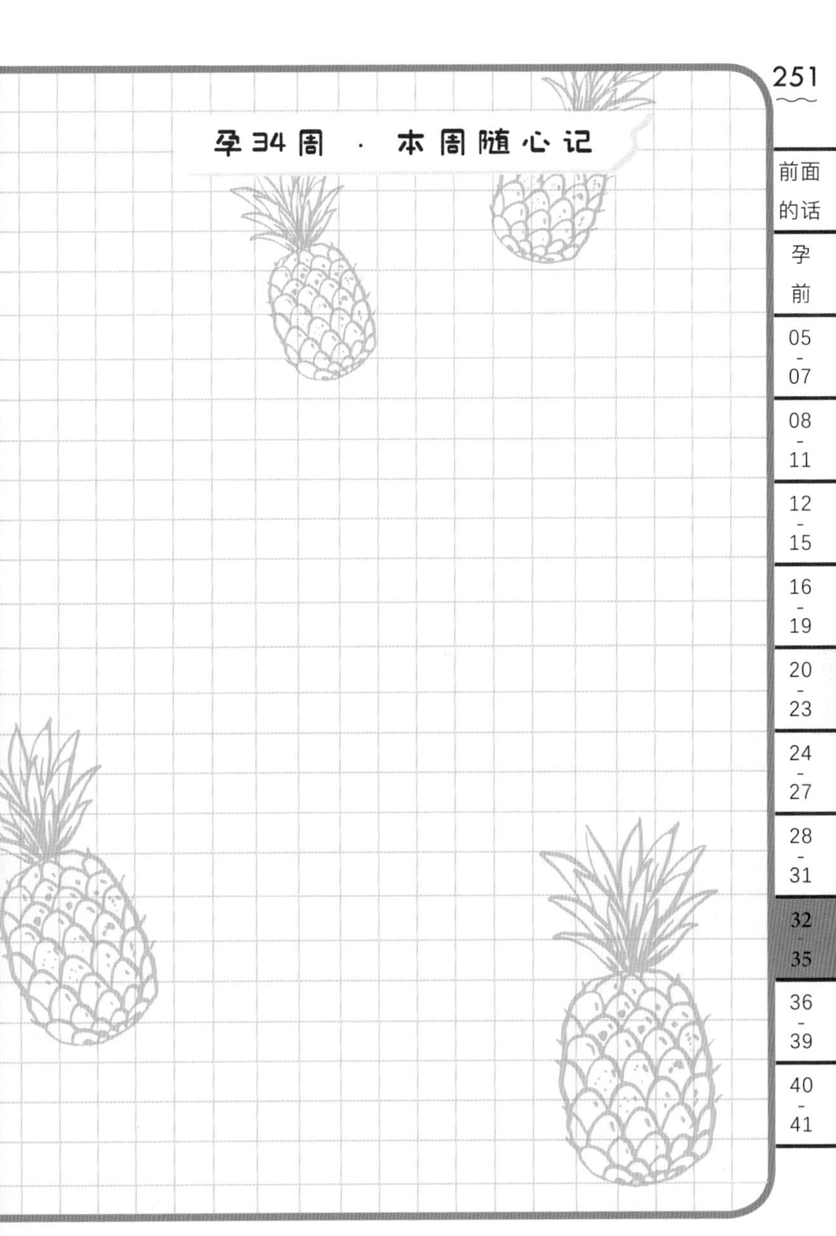

孕34周 · 本周随心记

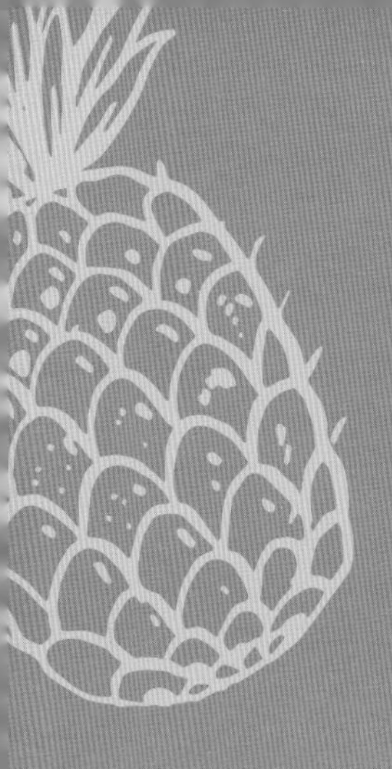
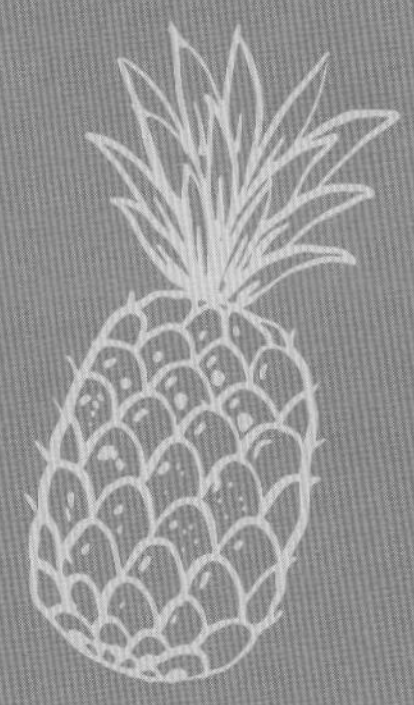
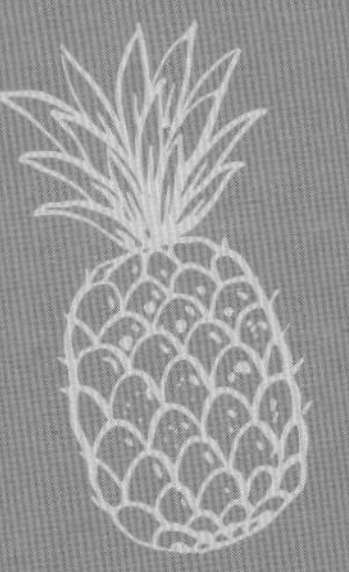

孕35周

○月○日 — ○月○日

本周备忘

○ 数胎动

○ 测量血压

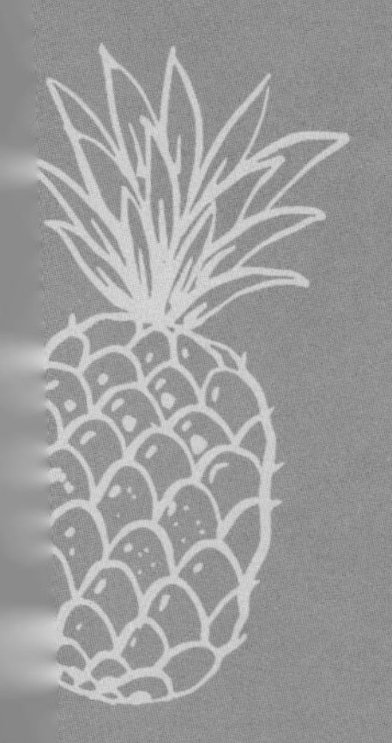

Day 1

出门须携带产检病历。

从现在开始，出门必须要随身携带孕期产检病历。如果有突发紧急情况，可以方便医护人员迅速、全面地了解基本情况。

Day 2

开始准备待产包了。

除了要做到每天数胎动、量血压等之外，可以用这一周的时间来准备待产包，网上有很多推荐产品，可以精心选择。

妈妈的身体情况

体重：________

腹围：________

血压：________

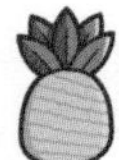

Day 3

整理住院期间的物品清单。

整理一下在住院期间所要使用的所有物品清单，包括：要用到的衣裤鞋帽（产前和产后）、洗漱用品、餐具和杯具、卫生用品等。哦，对了，一定要带上手机，关键时候用于通信和联系，同时还可以拍照发朋友圈。

Memory Card 随心记

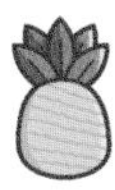

Day 4

准备宝宝出生后的各种物品。

需要给宝宝准备出生后的小衣服、小帽子、小袜子、小毯子和小被子等，同时还要准备婴儿湿巾、婴儿润肤油（霜）、纸尿裤等。

妈妈对宝宝说

……………………………………………………………………

……………………………………………………………………

爸爸对宝宝说

……………………………………………………………………

……………………………………………………………………

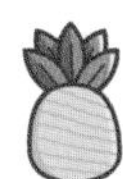

Day 5

哺乳期的物品也不能或缺。

哺乳阶段需要穿专用的哺乳服、专用的内衣，溢乳垫、吸奶器等物品也要提前准备好。

Day 6

各种证件和手续要统一存放。

在证件方面也需要做好准备，包括：身份证、计划生育服务证、孕妇保健手册以及医疗保险或生育保险卡。统一存放，方便随时取用。

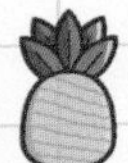

Day 7

待产时的能量补给也是必需的。

待产时还需要准备运动饮料、巧克力等，可以迅速补充糖分、水分、电解质等，毕竟生孩子是一项体力活儿。

下周计划

- 第九次产检，做胎心监护
-
-
-

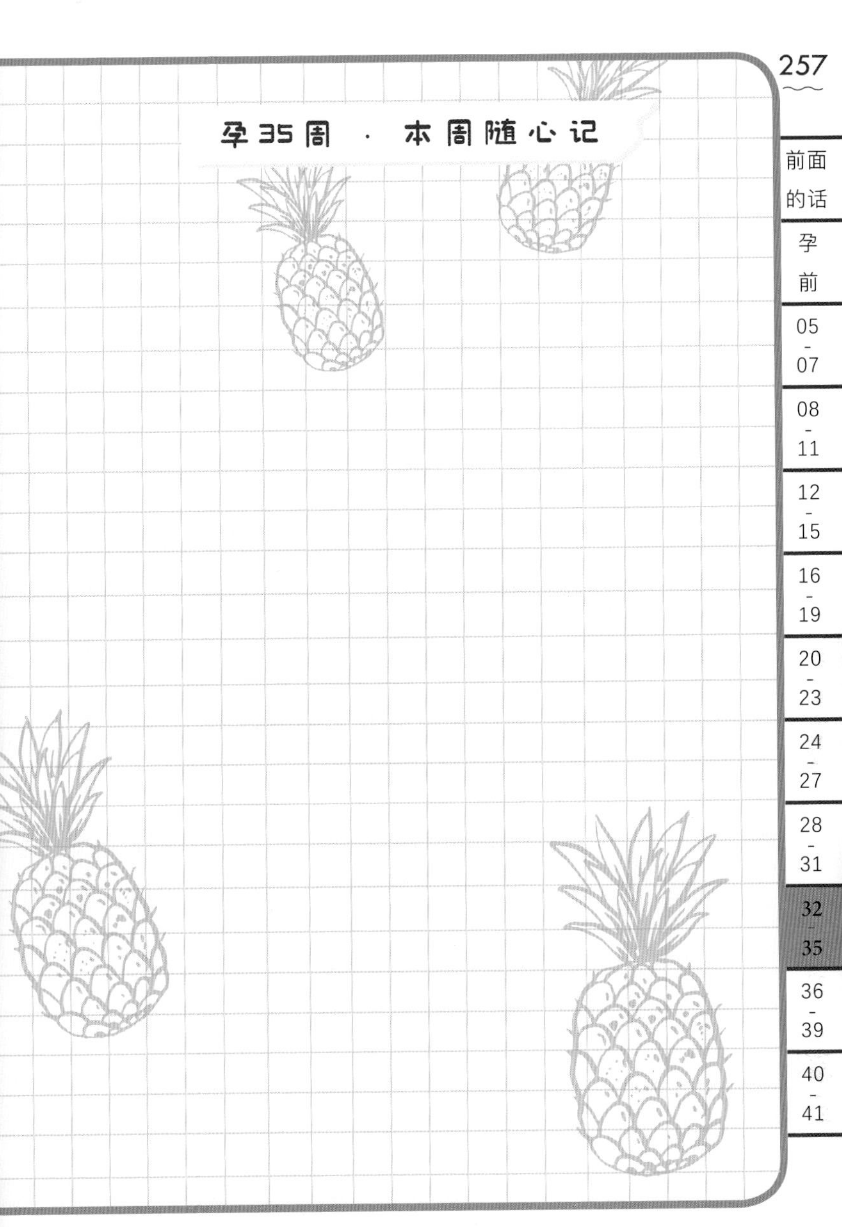

孕35周 · 本周随心记

孕36周

○月○日—○月○日

本周备忘

- 适当运动
- 数胎动

Day 1

第一次做胎心监护。

从这次产检开始，以后每次产检都需要做胎心监护，这是除胎动外最能直接反映胎儿情况的一项检查。接下来每周产检一次。

Day 2

胎心偶尔异常，通常 15 秒左右可恢复。

胎心每分钟 110~160 次视为正常，偶尔超过或者低于标准值，可能跟胎动有关，一般 15 秒左右恢复正常，称为“反应型”胎心监护结果，可以理解为正常。

妈妈的身体情况

体重：________

腹围：________

血压：________

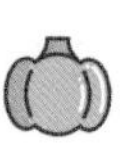

Day 3

“无反应型”胎心监护需要复查。

如果胎心长时间保持一个状态，既不升高也不降低，胎动也很少，一个小时少于 3 次，而且存在胎动的时候胎心也没有明显变化，这种情况称为“无反应型”胎心监护结果，是不正常的，需要复查或者做 B 超。

Memory Card 随心记

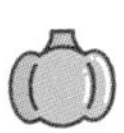

Day 4

胎心监护结果代表胎儿健康。

看不懂胎心监护结果没关系，医生会给出评分。不同的评分代表不同的含义，比如 9~10 分代表正常，7~8 分代表有疑似缺氧的情况，7 分以下则明确表示胎儿宫内缺氧。

妈妈对宝宝说

……………………………………………………………………

……………………………………………………………………

爸爸对宝宝说

……………………………………………………………………

……………………………………………………………………

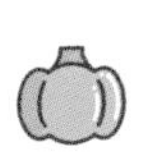

Day 5

提前熟悉就诊交通路线。

提前计划好前往产检医院的交通路线，确保紧急情况下可以尽快赶到，最好由准爸爸提前走一趟，了解一下大概用时和实际路况。

Day 6

陪产并不是一项简单的工作。

准爸爸也应该学习如何陪产的知识了，这可不是一项简单的工作哦。

Day 7

过了今天胎儿就算足月啦！

到了今天，胎儿的发育已经基本完成了，就等着降临到这个世界上了。

下周计划

- 第十次产检，空腹
-
-
-

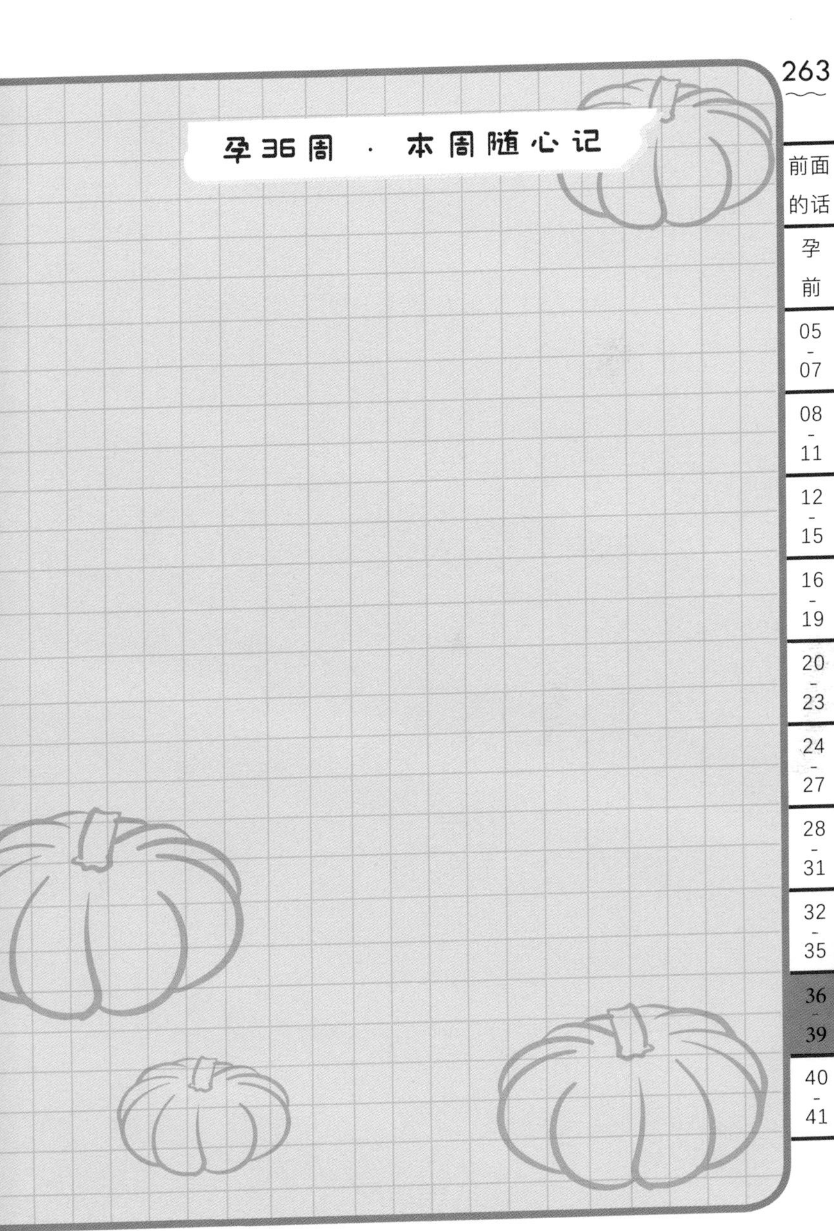
孕36周 · 本周随心记

孕37周

○月○日—○月○日

本周备忘

- 训练盆底肌
- 测量血压

Day 1

第十次产检要空腹。

胎儿足月了，接下来做的所有事情都是为了顺利分娩。这次产检也不例外，其主要目的是判断最终的分娩方式。

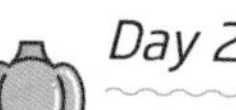

Day 2

了解分娩前的信号。

先兆临产是指在真正进入临产状态之前出现的状况，包括宫底下降、不规律的宫缩以及阴道少量出血（见红）。

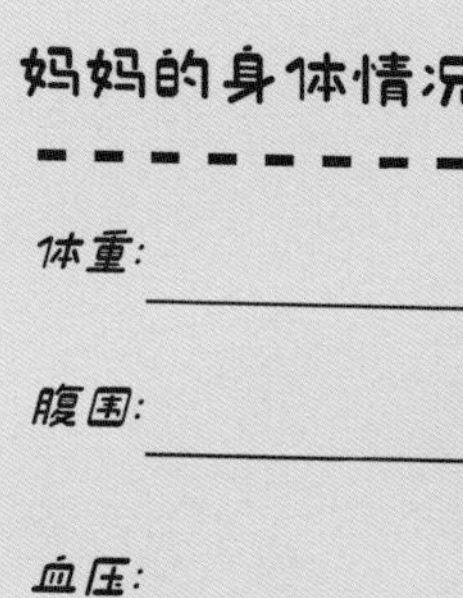

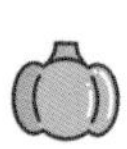

Day 3

宫底下降代表胎儿入盆。

宫底下降一般发生在胎儿入盆之后，这时胎位改变的可能性就不大了，但是随着胎位下降，孕妇的呼吸会更加顺畅，胃肠顶压的不适感也会减少。

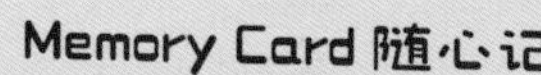

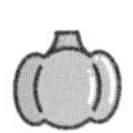

Day 4

先露下降会刺激盆底产生宫缩。

先露下降会刺激到盆底的神经引起宫缩。宫缩早期为不规律的状态，时间间隔不固定，持续时间较短，宫缩强度不足，宫颈内口未开，通过镇静剂可以抑制宫缩。

妈妈对宝宝说

……………………………………………………

……………………………………………………

爸爸对宝宝说

……………………………………………………

……………………………………………………

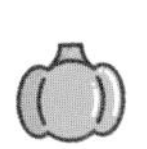

Day 5

胎膜是否早破，最好由医生诊断。

在临产前出现的胎膜破裂称为胎膜早破，占分娩总数的 10% 左右，一般自己很难区分是羊水还是尿液，可以考虑使用早破水试纸或 pH 试纸测试，最好由医生诊断。

Day 6

发生胎膜早破务必平躺。

如果发现是胎膜早破，请务必第一时间平躺着去医院。之所以要求平躺是避免脐带脱垂，如果出现脐带脱垂，随时有可能导致胎死宫内。这是正经知识点，不是吓唬你！

Day 7

规律性宫缩是临产前奏。

当宫缩逐渐规律起来，每次持续时间 30 秒以上，间隔时间 5~6 分钟的时候，就要让医生来检查宫颈开口情况了。医生通过宫颈开口情况和先露下降情况来判断临产状态。

下周计划

- 第十一次产检，确认分娩方式
-
-
-

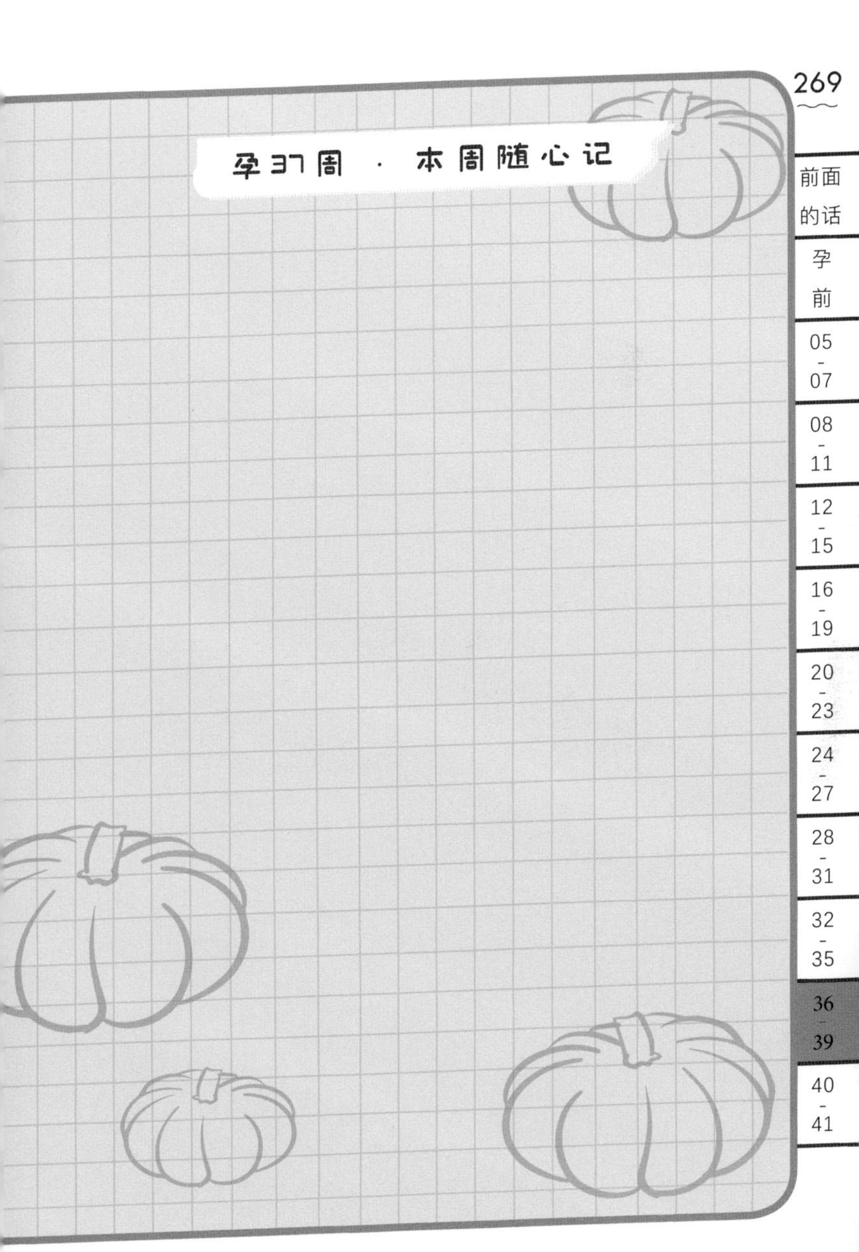

孕37周 · 本周随心记

孕38周

○月○日 — ○月○日

本周备忘

- 适当运动
- 数胎动

Day 1

顺产是临床推崇的分娩方式。

拓展阅读

阴道分娩也称为顺产或者自然分娩，是我们推崇的一种分娩方式，但是医生也会通过反复确认胎儿和孕妇的情况来选择合适的方案，如果没有明确的手术指征，是不会随意选择剖宫产的。

Day 2

无痛分娩可降低阵痛且不影响宫缩。

无痛分娩可以大大降低分娩时的阵痛，并不会完全消除疼痛，但也可谓造福广大产妇的一项技术，一定要提前预约好医生和病房。

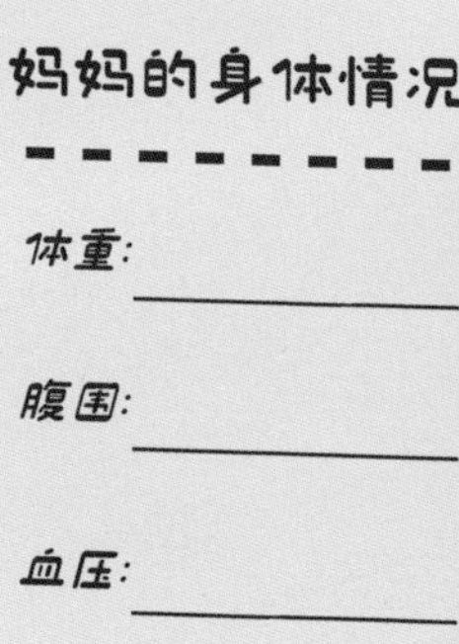

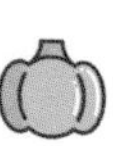

Day 3

不推荐水中分娩的方式。

水中分娩也是经常在影视作品中看到的分娩方式，目前在国内开展比较少，当然也是因为其可控性比较差，存在消毒困难或感染风险等问题。

Memory Card 随心记

Day 4

一旦决定顺产，尽量坚持到底。

当你决定顺产时，一定要做好心理准备。这是一场硬仗，千万不要半途而废。除非顺产过程中出现其他问题，不得不进行“顺转剖”，那也要由医生来决定。

妈妈对宝宝说

……………………………………………………………

……………………………………………………………

爸爸对宝宝说

……………………………………………………………

……………………………………………………………

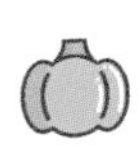

Day 5

生产前需要充足的休息。

顺产需要耗费大量的精力和体力，因此保证良好的睡眠和充足的能量摄入是很有必要的。有时候医生会给产妇使用一些调整睡眠、镇静情绪的药物，帮助其养精蓄锐。

Day 6

是否需要侧切由助产士决定。

拓展阅读

顺产时的外阴保护是助产士的主要工作之一，由助产士来评估会阴裂伤的情况，如果存在重度裂伤的风险，助产士可以选择做侧切，来避免更大的损伤。

Day 7

剖宫产需要明确的手术指征。

剖宫产的手术指征非常严格，不会因为孕妇喊疼就做手术。通常有两种情况会选择剖宫产，一种是在产检过程中就发现无法顺产；另一种是在顺产过程中发生紧急情况。

下周计划

- 第十二次产检，评估分娩时间
-
-
-

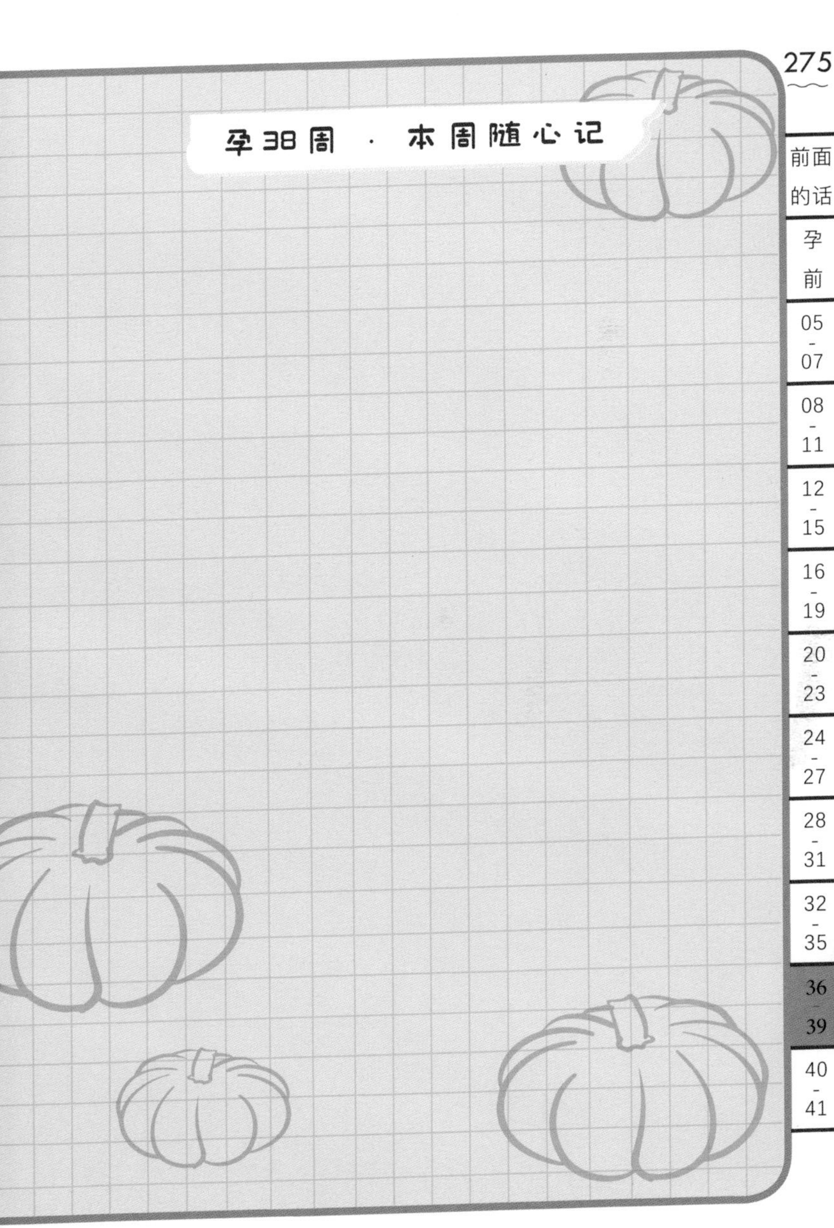

孕38周 · 本周随心记

孕39周

〇月〇日—〇月〇日

本周备忘

- 训练盆底肌
- 测量血压

Day 1

顺产时间无须挑选。

有人说 39 周是最适合分娩的时间，其实不用刻意挑时间，顺产的时间没的挑，赶上什么时候就什么时候了。剖宫产的时间也要跟医生和手术室进行协商，基本上变化不大。确定手术时间后，准爸爸可以准备请假了。

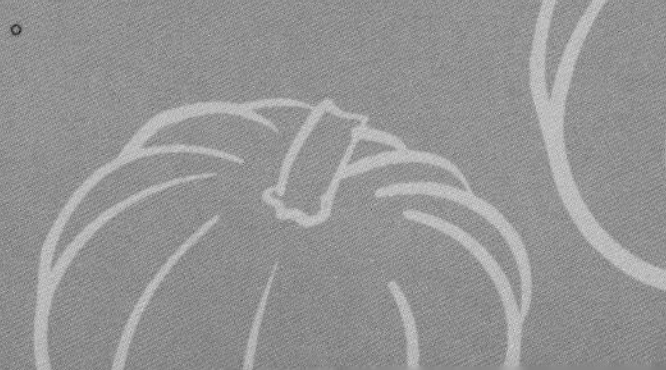

Day 2

剖宫产需要提前 8 小时禁食水。

如果选择剖宫产的话，需要提前 8 小时禁食水，因为在麻醉状态下会出现食物反流引起呛咳或窒息，这都是我们不希望看到的情况。

妈妈的身体情况

体重：

腹围：

血压：

Day 3

顺产和剖宫产对孩子的长远影响无差别。

从分娩方式和产后恢复情况来看，顺产是优于剖宫产的。从孩子长远的生长发育来看，目前并没有证据证明这两种分娩方式存在明显差别。

Memory Card 随心记

Day 4

高价值胎儿附属物是炒作噱头。

每年都会有关于胎儿附属物（胎盘和脐带）价值的炒作，比如胎盘干细胞等，基本上都是噱头，真的没必要为此花费人力、财力。

妈妈对宝宝说

……………………………………

……………………………………

爸爸对宝宝说

……………………………………

……………………………………

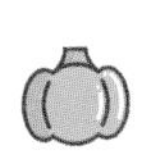

Day 5

建议胎盘留院统一处理。

提前想好胎盘是否需要保留。需要提醒的是，胎盘的药学价值不高，同时因为胎盘属于血液制品，是明文规定不准买卖、掩埋以及随意丢弃的。

拓展阅读

Day 6

脐带血与其存起来，不如捐出去。

拓展阅读

从价值上来看，脐带血没有储存的意义，所谓“脐带血救命”的情况多数需要依靠他人的脐带血才能实现。与其耗费大量费用储存，还不如捐出去。

Day 7

有合并症的产妇通常会提前入院治疗。

如果准妈妈患有妊娠期合并症，通常会在 39~40 周之间收入院进行治疗。比如，妊娠期糖尿病、妊娠期高血压等患者。

下周计划

- 每隔两天做一次产检
-
-
-

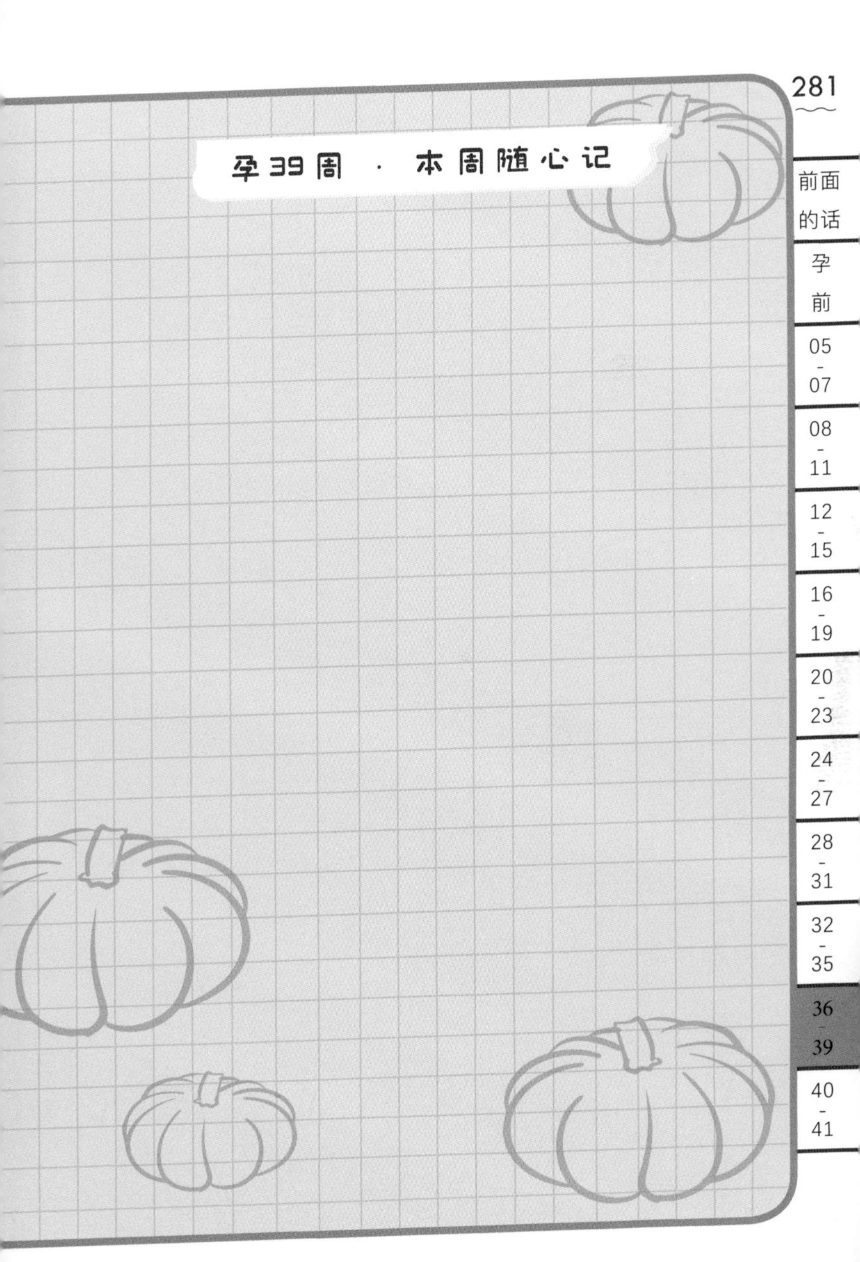

孕39周 · 本周随心记

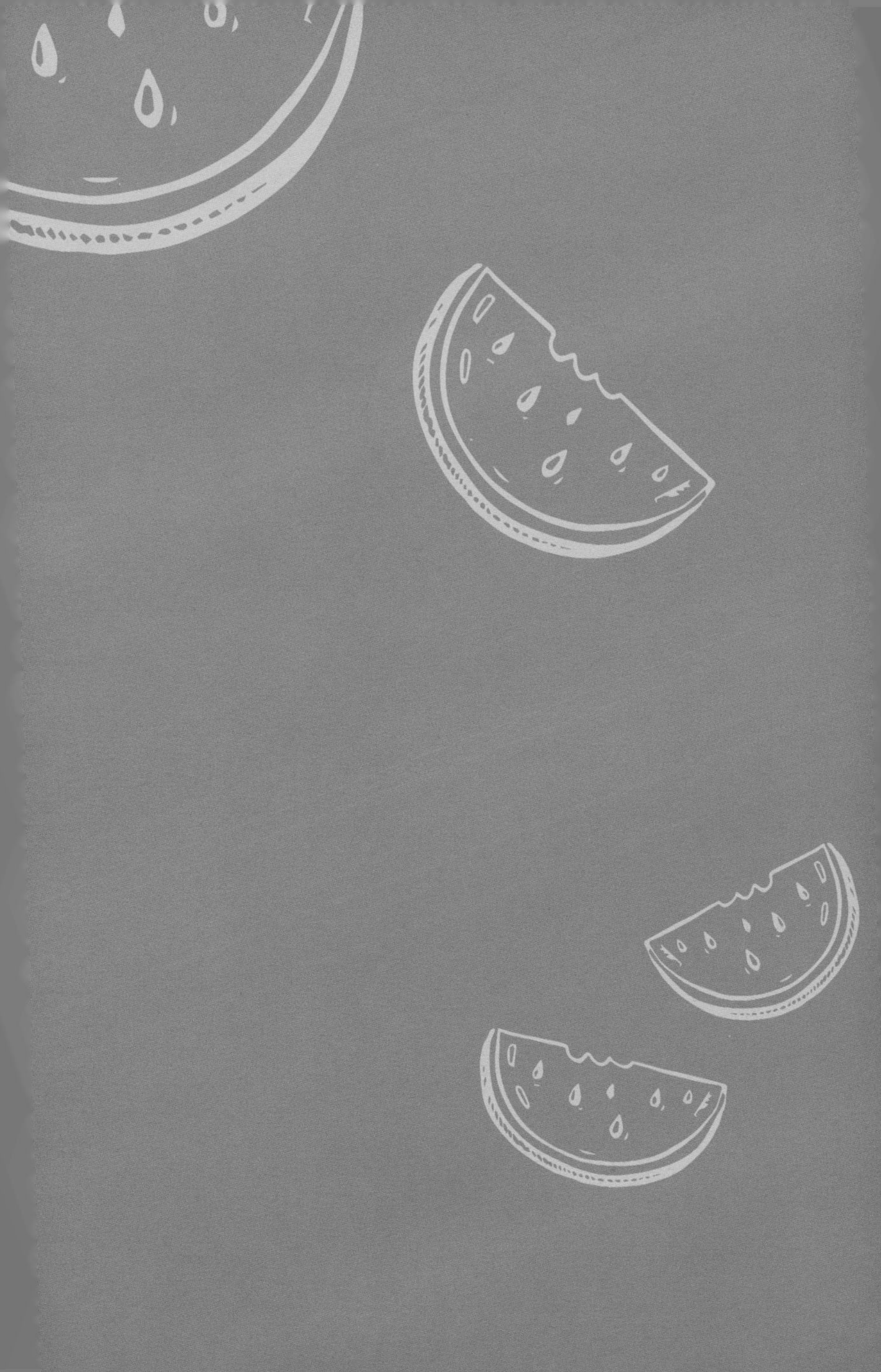

孕40周

○月○日—○月○日

本周备忘

- 适当运动
- 数胎动

Day 1

重点评估羊水情况。

第十三次产检需要复查 B 超，查 B 超的目的是看看宫腔羊水的情况，当然也要评估孕妇和胎儿情况，必要情况下就要进行人工干预了。

Day 2

宫口打开，进入第一产程。

宫口开始打开的准妈妈就正式进入第一产程了。这个时候宫缩会越来越频繁，也会越来越疼，开到三指的时候基本上就到了最疼的阶段。之后宫口开得就比较顺利了，一般初产妇是在十几到二十多个小时开全，经产妇就更快一些。

妈妈的身体情况

体重: ____________

腹围: ____________

血压: ____________

Day 3

宫口开全，进入第二产程。

等到宫口开全的时候，基本就要进入第二产程了。一般会在2个小时左右完成胎儿娩出，紧接着就进入第三产程，重点是娩出胎盘，一般在半小时之内完成。

Memory Card 随心记

Day 4

没有发生宫缩可继续第十四次产检。

这次产检除了要做胎心监护以外，还会评估胎儿大小、胎儿位置，确保把分娩时的风险降到最低。

妈妈对宝宝说

....

....

爸爸对宝宝说

....

....

Day 5

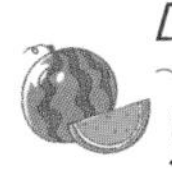

只有 5% 的产妇在预产期当天分娩。

即使马上到预产期了还没有动静，也不必焦虑，只有 5% 的产妇在预产期当天分娩，大多数人不是提前就是推后。

Day 6

运动可以促进宫缩的产生。

通过散步等安全且简单的运动可以增加胎儿先露部分对盆底和子宫的刺激，进而产生宫缩。不推荐爬楼梯的运动方式，因为会额外增加不少风险。

Day 7

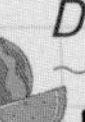

踏踏实实数胎动，体会宫缩。

到今天为止，你已经经历了孕期可能会经历的所有事情了。如果第十五次产检胎心监护结果正常，接下来这几天的任务是踏踏实实数胎动，有任何肚子疼、出血、流液（羊水）等情况都要随时准备就诊。

下周计划

- 准备迎接宝宝的出生
-
-
-

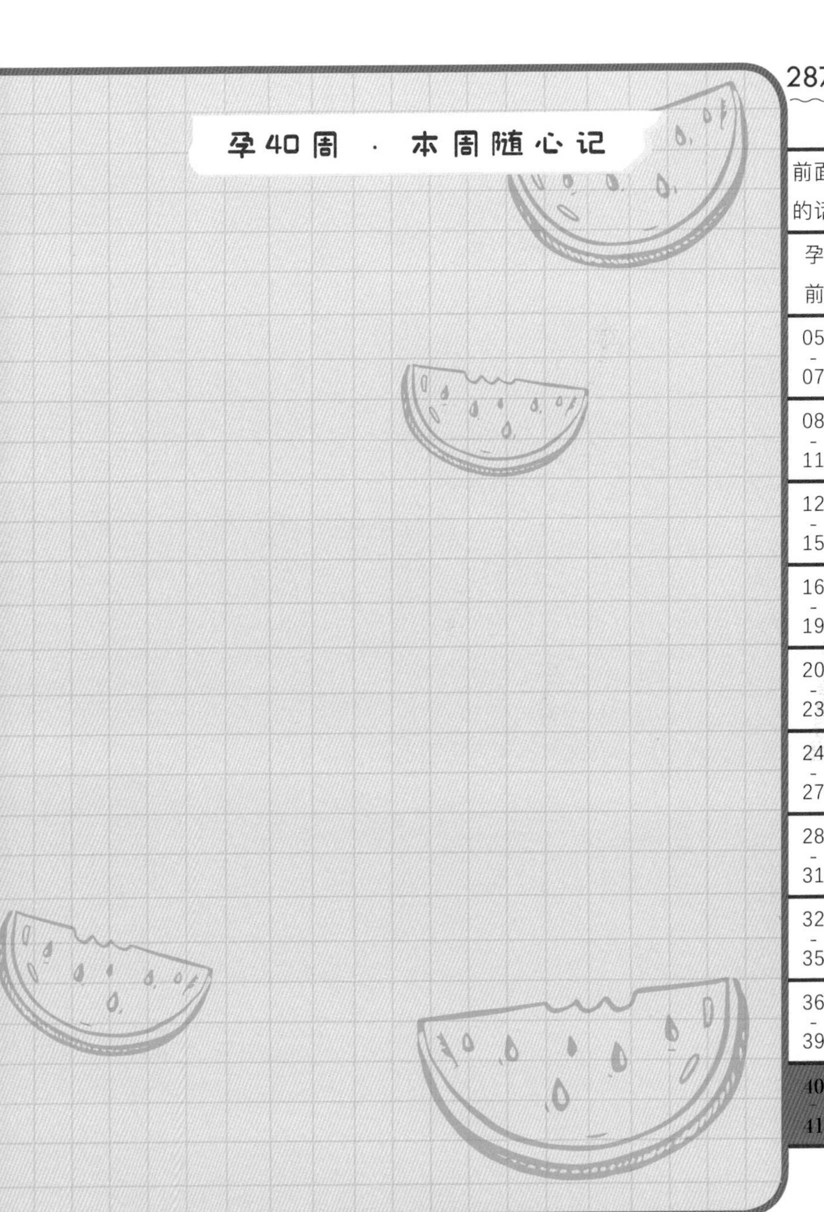

孕40周 · 本周随心记

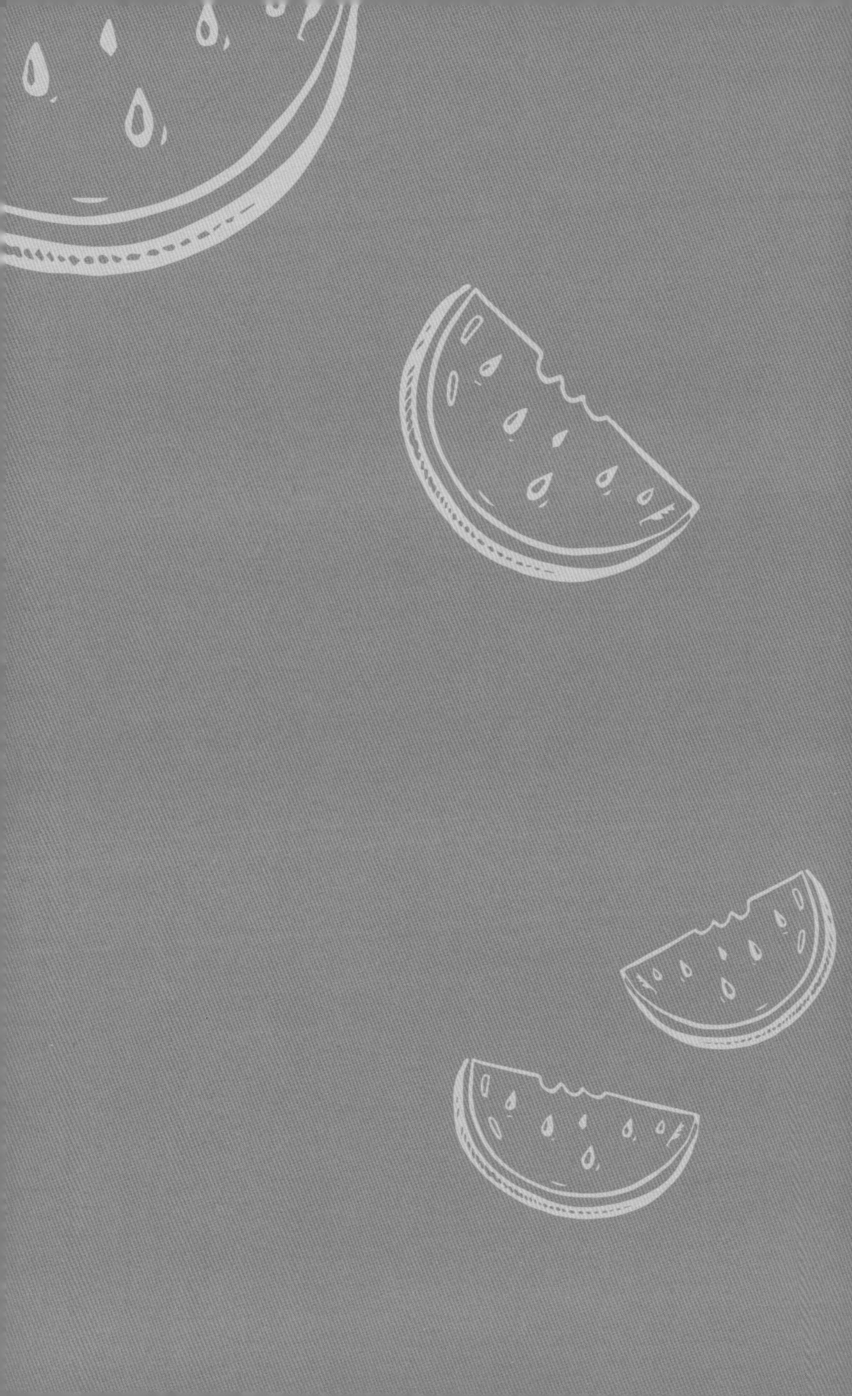

孕41周

〇月〇日—〇月〇日

本周备忘

- 适当运动
- 数胎动

Day 1

准备迎接新的生命。

很多时候我们没有办法预估孩子出生的具体时间，但是别着急，基本一周之内新的生命就会诞生。到了准爸爸需要请假的时候了。

Day 2

足月后，尽早出生对胎儿最安全。

对于足月的胎儿来讲，多在准妈妈肚子里待一天，就会多一天的风险，尽快出生才是最安全的。并不存在待得越久就越好的情况。

妈妈的身体情况

体重：

腹围：

血压：

Day 3

羊水偏少需要做 OCT 试验。

第十六次产检复查 B 超的目的是查看羊水的情况，如果羊水量偏少（羊水指数低于 8），需要做 OCT 试验（催产素激惹试验），评估胎儿、胎盘以及脐带是否可以耐受催产素催产。

Memory Card 随心记

Day 4

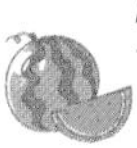

医生可能会采取必要的催生措施。

医生会对宫颈质量进行评估，一般从宫颈软硬程度、宫颈管消失程度、宫颈开口程度等几个方面来评估。当然，这是医生的工作，你要做的就是配合检查，会有轻微的不适感，要有心理准备。接下来医生会采取一系列促进宫颈成熟的方法，先让胎儿出来的门变得软一些，更容易打开一些。物理方法包括：使用水囊、宫颈扩张棒等。也可以用药物米索前列醇来促进宫颈成熟。

妈妈对宝宝说

……………………………………………………………………

……………………………………………………………………

爸爸对宝宝说

……………………………………………………………………

……………………………………………………………………

Day 5

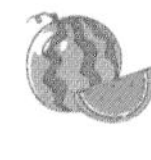

做好随时待产的准备。

在这个时候要做好随时到医院待产的准备了，调整好心态，做好迎接新生命的准备。注意，可能很多事情都跟你预想的不一样。

Day 6

分娩时间由医生评估后决定。

大多数人在这之前就已经发动宫缩或者入院待产了，但是还有一部分人迟迟没有发动宫缩。这是第十七次产检，目的就是评估孕妇和胎儿情况是否还可以继续等下去。

Day 7

适时终止妊娠对胎儿利大于弊。

一般我们把达到或超过 42 周还没有分娩的情况称为过期妊娠。过期妊娠是一种会影响胎儿出生后的发育和生存的病理问题，发生率在 5%~11%，而且随着时间的增加，其导致胎儿死亡的概率也会成倍增长。

下周计划

- 宝宝出生啦!
-
-
-

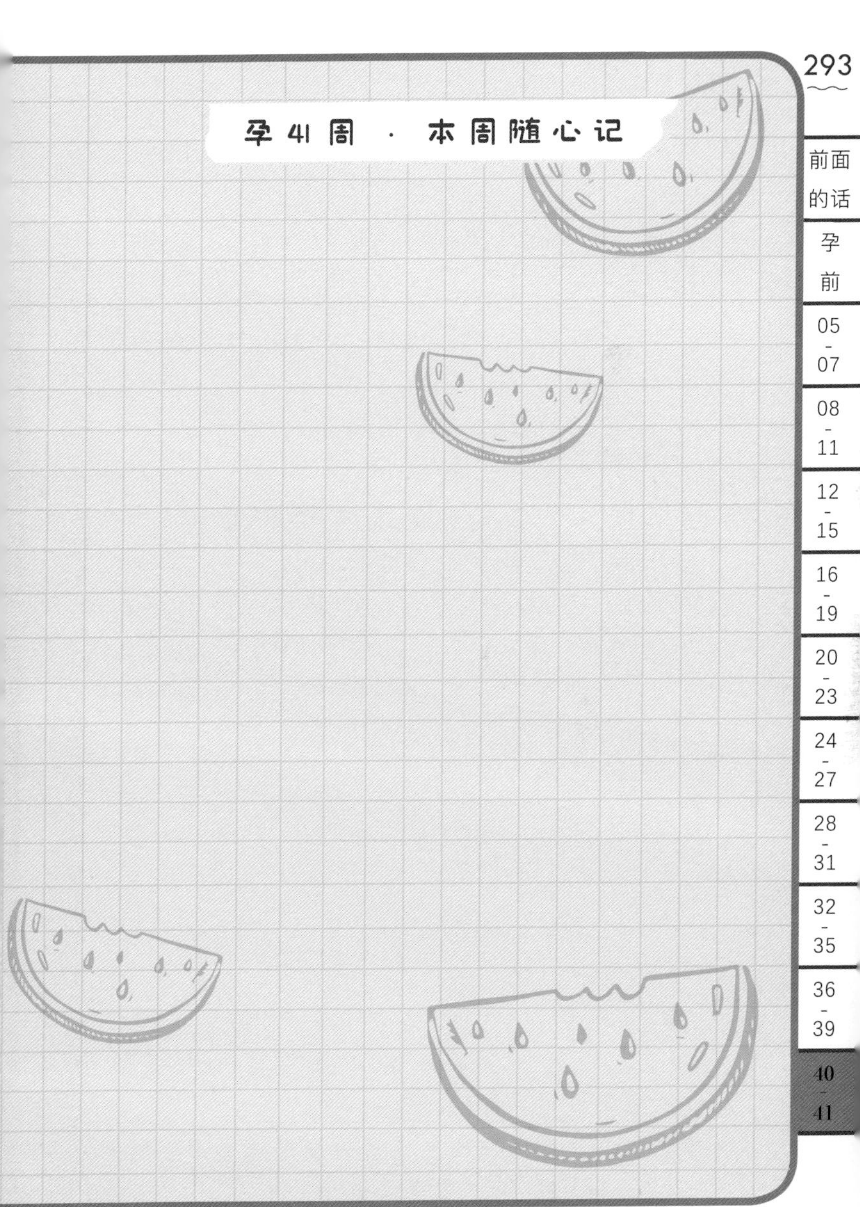
孕41周 · 本周随心记

宝宝的特写

第一张全家福

产褥期

产褥期小常识		老六关爱提醒
作息	产后需要充分的休息。	分娩过程耗费了大量的精力和体力，产后一定要有充足的休息。同时这个阶段会有大量汗液排出，注意环境温度要适中，不可过热或过冷。
饮食	清淡、易消化的食物为首选。	无论是顺产还是剖宫产，产后的饮食都要格外注意，避免油腻和辛辣，以清淡和易消化的食物为主。毕竟，肠道功能也需要一个恢复的过程，随着食欲和消化能力的恢复可以适当增加高营养、高蛋白的食物。
哺乳	早接触、早吮吸有利于奶水的产生。	产后尽可能让母子早接触，孩子的哭声和对母亲乳头的吮吸都会促进泌乳素的产生，进而产生奶水。毋庸置疑，绝大多数产妇的奶水都是够的，完全不用担心。
习俗	“坐月子”应该被科学的产褥期护理方法取代。	有很多“坐月子”的习俗或谣言，基本上都被科学的产褥期护理所取代。作为新时代的女性应该摒弃以往愚昧腐朽的传统思想，更加坦然地接受科学正确的产褥期护理方法。

产褥期小常识		老六关爱提醒
恶露	警惕血性恶露的出现。	自宫腔流出的血液混合宫壁上脱落的组织，共同被称为恶露。恶露是分娩后出现的正常生理现象，会伴随子宫的逐渐恢复及宫壁创面的不断修复日渐减少，最终消失。
体形	产后42天开始运动瘦身。	产后体形的恢复问题同样备受关注，很多女明星在产后很快就以光鲜亮丽的形象示人，其实大多数人都可以做到，只要产后积极开展运动和控制饮食就可以恢复到怀孕前的状态。
性生活与避孕	产后避孕同等重要。	产后避孕同样是我们需要关注的问题。为避免跟哺乳期冲突，可供选择的方案有：宫内节育器、结扎、安全套、皮埋。只不过很多人任性地表示不需要，但排卵功能的恢复速度可能超出你的想象。
育儿	我们不是生来就会养孩子的。	如何养孩子，都是一点一点学习和实践总结出来的经验，与其自己探索，不如找些育儿的书籍学习一下！

我爱这个世界

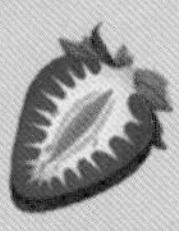